Dr Auguste VAGNON

Licencié ès sciences

Les Pansinusites

Périorbitaires

LES PANSINUSITES PÉRIORBITAIRES

LES PANSINUSITES PÉRIORBITAIRES

PAR

Le Dr Auguste VAGNON

LICENCIÉ ÈS SCIENCES

LYON
IMPRIMERIES RÉUNIES
8, RUE RACHAIS, 8
—
1908

A LA MÉMOIRE DE MES PARENTS

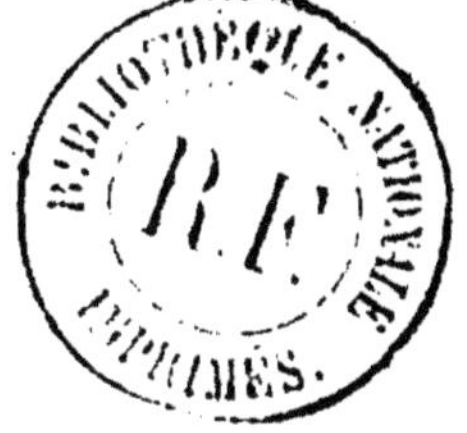

A MA FEMME ET A MON FILS

Je dédie ce travail.

C'est à la tendre affection et aux soins
dévoués dont ils m'ont toujours entouré
que je dois d'avoir pu, malgré des circons-
tances difficiles, conduire à bonne fin l'œuvre
dont cette thèse est le couronnement.

A MES AMIS ANCIENS ET NOUVEAUX

Arrivé au terme de nos études médicales, nous avons l'agréable devoir d'adresser nos hommages et nos remerciements à tous nos maîtres de la Faculté et des hôpitaux.

Nous devons un témoignage tout spécial de gratitude à M. le professeur Nicolas, à MM. les professeurs agrégés Villard et Moreau, qui ont bien voulu se rappeler que nous fûmes ensemble, il y a longtemps déjà, sur les bancs du collège, ou jeunes étudiants de l'Université de Lyon.

Nous gardons le meilleur souvenir des leçons si originales de M. le professeur Fabre et de notre passage à sa clinique obstétricale.

M. le professeur agrégé Commandeur, accoucheur des hôpitaux, nous a fait à la Maternité de la Charité un accueil si bienveillant que nous ne saurions l'oublier jamais.

M. le professeur Weill, professeur de clinique infantile, nous laisse le précieux souvenir de son enseignement clinique si personnel et aussi de sa bienveillance à notre égard.

M. le professeur agrégé Siraud nous a donné pendant nos études de nombreuses marques d'intérêt; nous lui conservons une vive reconnaissance pour l'accueil que nous avons toujours reçu de lui à sa clinique chirurgicale de l'hôpital Saint-Luc.

M. le docteur Cade, médecin des hôpitaux, a été pour

nous un maître plein de cordiale sympathie; nous lui en adressons tous nos remerciements.

Nous devons un souvenir particulièrement ému à la mémoire du docteur Etienne Clément, professeur agrégé, médecin des hôpitaux, qui fut pour nous plus encore un bienveillant ami qu'un maître dévoué.

Enfin, en quittant cette Université de Lyon que nous avons fréquentée si longtemps, nous ne saurions oublier nos anciens maîtres de la Faculté des sciences, auprès desquels nous trouvons toujours tant de sympathique bonté et de sincère sollicitude. Nous les assurons, en retour, de notre cordial attachement.

INTRODUCTION

Les affections des cavités annexes des fosses nasales, très peu connues il y a quelques années, se placent actuellement dans la littérature pathologique au rang des maladies d'observation journalière.

Ce n'est pas qu'elles soient devenues plus fréquentes, mais elles sont plus souvent diagnostiquées grâce aux travaux toujours plus nombreux et mieux documentés dont elles ont fait l'objet.

Cette évolution s'est accomplie suivant deux phases qu'on pourrait appeler la première *rhinologique* et la seconde *ophtalmologique*. C'est d'abord aux praticiens spécialement intéressés aux lésions des fosses nasales et de leurs annexes que se manifestent les caractères et les symptômes de ces affections et toujours plus nettement à mesure que les procédés d'investigation et les ressources instrumentales vont en se perfectionnant. L'essort a été donné principalement par la création un peu partout de sociétés d'oto-rhino-laryngologie et par leurs publications.

Mais les signes purement rhinologiques des sinusites ne représentent pas la physionomie complète de ces affections. Toute une série de symptômes qui leur sont bien personnels et qui ont leur siège dans le système orbito-oculaire sont venus peu à peu fixer l'attention des ophtalmologistes; ces relations pathologiques de l'orbite avec le sinus ont fait l'objet de nombreuses publications et, depuis qu'elles sont bien connues, le diagnostic et le traitement des sinusites incombent souvent à l'oculiste. Ces faits n'ont rien de surprenant pour qui veut bien considérer les relations des sinus non seulement avec les fosses nasales, mais aussi avec les cavités orbitaires. Les sinus dépendent des fosses nasales, ils les prolongent, mais, avec ces dernières, ils constituent autour de l'orbite une sorte de manchon anfractueux dont l'infection doit fatalement un jour ou l'autre retentir sur l'appareil visuel. Nous nous sommes efforcé dans une étude anatomique rapide, qui fait l'objet de la première partie de ce travail, de mettre en évidence les rapports étroits qu'affectent avec le système orbito-oculaire les *cavités sinusales périorbitaires*.

L'histoire clinique des sinusites n'est pas à faire. Dans ces dernières années, ces affections ont été l'objet d'études nombreuses et documentées; leur place est marquée dans tous les traités de pathologie. Mais, à notre connaissance, sauf des communications isolées ou quelques notions incidemment placées dans les ouvrages qui s'occupent de ces questions, aucun travail n'a été publié spécialement sur les pansinusites; cependant l'infection du plus grand nombre et même de la totalité des cavités périorbitaires n'est pas un fait clinique d'une extrême rareté; outre qu'on l'observe assez souvent, le malade atteint de sinusite, simple ou multiple, est toujours sous la menace de cette extension pour peu que le traitement soit tardif, mal dirigé, ou qu'il manque d'énergie.

C'est à l'origine, au développement et aux caractères cliniques de cette affection complexe que nous avons consacré la deuxième partie de notre étude.

Nous avons ménagé une large place aux manifestations orbito-oculaires des pansinusites, non pas de parti pris, mais parce que nous avons été frappé d'avoir rencontré à la clinique ophtalmologique de Lyon autant de cas de sinusites pendant le temps que nous l'avons fréquentée.

Notre tâche est des plus modestes. Nous nous sommes proposé de faire une synthèse en réunissant, suivant nos impressions personnelles, des documents épars, dans le but d'établir l'individualité clinique de la *pansinusite périorbitaire*.

PREMIÈRE PARTIE

ANATOMIE

CHAPITRE PREMIER

DÉVELOPPEMENT DES SINUS

On peut voir, dès la période embryonnaire, se dessiner au niveau des parois de l'orbite un système de cavités pneumatiques, dépendances des fosses nasales; avec ces dernières elles forment, chez l'adulte, un véritable labyrinthe périorbitaire dont l'origine et la clef de voûte se trouvent dans le massif des cellules ethmoïdales.

Sur la paroi latérale ou ethmoïdale des fosses nasales de l'embryon se montrent de très bonne heure les cornets fondamentaux. Ils apparaissent, dit Tissier, sous la forme de bourrelets séparés par des sillons, lesquels, au nombre de cinq ou six, se bifurquent, suivant un angle obtus ouvert en arrière, en deux branches: l'une, ascendante vers la lame criblée, l'autre descendante vers l'angle antéro-inférieur du sphénoïde.

Mais les branches ascendantes ainsi que les trois premiers sillons se transforment bientôt, par coalescence des cornets qui les limitent, en cavités closes, sortes de canaux dans lesquels on peut introduire un stylet. Ces cavités sont l'origine des cellules ethmoïdales. En même temps, et par un processus analogue, se forme le sinus maxillaire aux dépens de la partie postéro-inférieure du premier sillon, tandis que le sinus frontal naîtra de la partie antéro-supérieure.

Les cellules ethmoïdales existent donc dès la naissance. Elles sont, il est vrai, très peu développées, sous la forme de petits culs-de-sac; cependant, déjà vers le huitième mois commence le travail d'ossification qui, en substituant l'ethmoïde osseux à l'ethmoïde cartilagineux, donnera aux masses latérales de cet os leur structure alvéolaire normale.

Mais en réalité, là ne se borne pas le développement des cellules ethmoïdales; comme l'annonce déjà le processus primitif de leur formation, elles vont rayonner en un véritable *système ethmoïdal* (1) au moyen de prolongements qu'elles envoient dans le frontal et dans le corps du sphénoïde où elles donneront les sinus frontaux et sphénoïdaux.

D'après Tillaux, les sinus frontaux ne se montreraient qu'au moment de la puberté; mais les recherches récentes de Steiner, de Killian, de Hartmann, de Tissier et Mourel, et de Sieur et Jacob, démontrent que les sinus frontaux ne sont autre chose que des cellules ethmoïdales antérieures insinuées entre les deux

---

(1) TISSIER. De l'individ: du système ethmoïdal. *Ann. de laryng.*, février 1899.

tables du frontal; Sieur et Jacob disent, sur 150 sujets, n'avoir pas constaté une seule fois l'absence du
sinus frontal; ils l'ont toujours trouvé dans l'angle supéro-interne de l'orbite, si faible que fût sa capacité. Ce
qui peut induire en erreur, c'est que, chez les jeunes
sujets on a quelque difficulté à distinguer la *cellule ethmoïdo-frontale* des autres cellules ethmoïdales; c'est entre quinze et vingt ans que le sinus frontal atteint son développement définitif.

Le sinus maxillaire se montre à la naissance sous la
forme d'une petite dépression, simple invagination de la
muqueuse nasale, qui débute dans l'épaisseur de la capsule cartilagineuse du nez et plus tard s'entoure de tissu
osseux; on le trouve en arrière du sillon lacrymal, au-
dessus et en dedans de l'alvéole de la seconde molaire.
C'est seulement entre huit et dix ans, au moment de la
seconde dentition, qu'il atteint son développement définitif.

La date d'apparition des sinus sphénoïdaux n'a pas
été moins discutée que celle des sinus frontaux. Pour
Tillaux, ils se montreraient seulement vers l'âge de vingt
ans; les travaux de Dursy, de Told et de Zuckerkandl
ont modifié cette opinion en montrant les premières
ébauches des sinus sphénoïdaux dans les extrémités postérieures du labyrinthe ethmoïdal cartilagineux.

La cellule postérieure de l'ethmoïde se trouve d'abord
délimitée par des osselets appelés *cornets sphénoïdaux*
qui, à la fin de la première année, enveloppent chaque
sinus d'une capsule cartilagineuse complète. La cavité
du sinus atteint alors la grosseur d'un pois. Vers la
quatrième année, cette capsule cartilagineuse com-

mence à se résorber jusque vers huit ou dix ans; alors se fait l'accroissement des cavités sinusales aux dépens du corps du sphénoïde, par résorption de son tissu spongieux.

Il faut donc, disent Sieur et Jacob, s'en tenir à la proposition suivante:

Le sinus sphénoïdal commence à se développer sitôt après la naissance, mais il n'acquiert son complet développement que vers l'âge de vingt à vingt-cinq ans.

L'anatomie, en confirmant les données embryologiques, va nous permettre de saisir sur le vif la pathogénie des pansinusites ainsi que de leur retentissement sur les organes voisins, et en particulier sur la cavité de l'orbite.

CHAPITRE II

CELLULES ETHMOÏDALES

I. — *Morphologie.*

Creusées dans l'épaisseur des masses latérales de l'ethmoïde, les cellules ethmoïdales constituent un massif irrégulièrement cubique de cavités osseuses très variables à la fois dans leur forme, leur disposition et leur nombre, si bien que Zuckerkandl a dénommé *labyrinthe* cet ensemble cellulaire.

Chaque massif confine en dehors à la cavité orbitaire dont il forme la paroi interne; en dedans, à la moitié supérieure de la cavité nasale; en haut, les cellules sont limitées d'avant en arrière par l'os frontal, la lame criblée et la petite aile du sphénoïde; enfin, en bas, elles reposent sur le maxillaire supérieur en avant, l'apophyse orbitaire du palatin et le corps du sphénoïde en arrière.

Le nombre et le volume des cellules ethmoïdales sont très variables, non seulement d'un sujet à l'autre, mais, sur le même sujet, d'un ethmoïde à celui du côté opposé. D'après Ranglaret, Sieur et Jacob, la moyenne est de sept à neuf cellules, avec un minimum de cinq et un maximum de treize. D'une manière générale, le volume des cellules varie en raison inverse de leur nombre. Quelques-unes, les petites cellules, peuvent contenir une ou deux gouttes d'eau, tandis que d'autres, les grandes cellules ont un volume de 2 à 3 centimètres cubes. Le contenu total d'un labyrinthe ethmoïdal serait en moyenne de 8 à 10 centimètres cubes.

La forme des cellules est très irrégulière : les unes sont ovalaires, les autres anguleuses, anfractueuses; cependant, en général, elles affectent pour la plupart la forme d'un infundibulum dont la base répond à l'orbite et le sommet aux méats dans lesquels elles viennent s'ouvrir.

En considérant d'un côté l'abouchement des cellules ethmoïdales dans les divers méats, et, d'autre part, leur disposition sur la paroi interne de l'orbite, on divise les cellules ethmoïdales en deux grands groupes, dont la ligne de démarcation est tracée sur la paroi interne de l'ethmoïde par l'insertion du cornet moyen; en avant et en bas, c'est le *labyrinthe ethmoïdal antérieur;* en arrière et en haut, le *labyrinthe ethmoïdal postérieur.* Les cellules ethmoïdales antérieures viennent s'ouvrir dans le deuxième méat, leur base répond à la moitié antérieure de l'orbite; les cellules ethmoïdales postérieures débouchent dans les troisième et quatrième méats, leur base occupe la moitié postérieure de la paroi interne de l'orbite. Les premières, généralement au nombre de cinq (deux à huit), sont plus petites; les secondes plus volumineuses, se réduisent à trois ou quatre.

Nous aurons surtout pour objet dans notre description anatomique de mettre en évidence les rapports et voies de communication des cellules ethmoïdales :

1° avec la cavité nasale et avec les autres sinus; 2° avec l'orbite; 3° avec la cavité crânienne.

II. — *Rapports des cellules ethmoïdales avec les fosses nasales et avec les sinus.*

A. Labyrinthe antérieur

Si, pendant une exploration de la fosse nasale, on soulève le cornet moyen, on aperçoit sur la paroi externe ou nasale du méat deux saillies longitudinales dirigées obliquement de haut en bas et d'avant en arrière, ces saillies sont, en avant, l'*unciforme*, en arrière, la *bulle ethmoïdale*. Elles convergent vers le sommet de l'entonnoir méatique en délimitant entre elles une gouttière : la *gouttière de l'unciforme* (gouttière unciformo-bullaire de Stanculéanu, gouttière de l'infundibulum des classiques, hiatus semi-lunaire de Zuckerkandl). De même, entre la bulle et le cornet moyen se forme une autre gouttière : la gouttière *rétro-bullaire* (Staculéanu), ou *gouttière de la bulle* (Sieur et Jacob).

Au sommet de l'entonnoir des deux apophyses, l'unciforme et la bulle se soudent entre elles, isolant ainsi les deux gouttières du reste de l'entonnoir et ménageant en dedans un cul-de-sac, vestige de la partie interne de l'entonnoir primitif. Ce cul-de-sac est divisé lui-même en deux par une cloison transversale dirigée du sommet de la bulle au cornet. Il résulte de cette disposition que le sommet de l'entonnoir du deuxième méat présente quatre *diverticules : deux externes* et *deux internes* plus rapprochés de la cloison nasale.

C'est dans ces diverticules et dans les gouttières qui les prolongent que viennent s'ouvrir les cellules ethmoïdales antérieures et le sinus frontal; les orifices respectifs subissent d'un sujet à l'autre des variations de siège qui rendent problématique le cathétérisme du sinus frontal; on peut, ou bien le manquer, ou encore, pénétrer dans les cellules ethmoïdales.

Quoi qu'il en soit, d'après leur point d'abouchement, les cellules du labyrinthe antérieur se répartissent en trois groupes : cellules internes, cellules de la gouttière de l'unciforme, cellules de la gouttière de la bulle.

a) *Les cellules internes*, au nombre de deux, occupent les deux diverticules internes du sommet du méat. Elles débouchent largement dans le méat, entre l'extrémité des gouttières et le bord adhérent du cornet. Dans le cas où le sinus frontal, au lieu d'aboutir dans la gouttière de l'unciforme ou dans la gouttière de la bulle, vient s'ouvrir dans l'un des deux diverticules, il n'existe plus qu'une seule cellule interne. Ces cellules se réduisent le plus souvent à deux culs-de-sac de quelques millimètres de dimension; mais dans quelques cas, huit à neuf sur cent (Sieur et Jacob), elles deviennent des cellules types, pénétrant en haut et en avant entre les deux sinus frontaux, et vont ainsi faire saillie dans la cavité sinusale.

b) *Les cellules de la gouttière de l'unciforme* sont au nombre de deux à cinq. Lorsque le sinus frontal ne débouche pas dans l'extrémité supérieure de la gouttière, celle-ci se termine assez souvent par une cellule qui fait plus ou moins saillie dans le canal naso-frontal et vient bomber sur le plancher du sinus frontal. Les autres cellules s'ouvrent dans la gouttière de l'unciforme. Elles se trouvent en rapport immédiat avec l'orifice du sinus maxillaire qui débouche dans la partie postérieure de la gouttière. On comprend dès lors que ces cellules soient toujours touchées dans les sinusites frontales ou maxillaires.

De plus, les cellules de la gouttière de l'unciforme affectent avec le sac lacrymal des rapports importants : elles l'encadrent en haut, en dedans et en arrière, ce qui explique les dacryocystites et le larmoiement signalés dans beaucoup d'observations d'ethmoïdites. Il résulte encore de ce rapport qu'une dacryocystite chronique pourra infecter le sinus frontal et les cellules ethmoïdales antérieures.

c) *Les cellules de la gouttière de la bulle* sont de dimensions variables, leur nombre est d'un à trois. Le plus souvent, l'une d'entre elles assez volumineuse vient s'ouvrir dans la partie antéro-supérieure de la gouttière de la bulle. Mais de plus cette cellule se développe le plus souvent en haut, dans la voûte orbitaire, s'insinuant entre les deux lames du frontal; elle vient ainsi s'accoler à la partie postérieure du sinus frontal avec lequel elle peut communiquer; enfin, dans le cas de réduction extrême du sinus frontal, cette cellule peut l'entourer et le remplacer.

Les cellules antérieures s'ouvrent au fond des gouttières du deuxième méat par des orifices ronds ou ovalaires, en général assez petits (deux à trois millimètres). Dans les rhinites, le gonflement de la muqueuse obstrue facilement les gouttières et avec elles les orifices, ce qui favorise la persistance de l'infection. Enfin, les cellules peuvent être inoculées par les sécrétions purulentes des sinus maxillaire et frontal.

B. Labyrinthe postérieur

Il est constitué par des cellules ethmoïdales qui s'ouvrent au-dessus du deuxième cornet; mais le troisième cornet les subdivise encore en cellules s'ouvrant dans le troisième et le quatrième méat.

On trouve en général au niveau du troisième méat trois ou quatre cellules plus développées que celles du labyrinthe antérieur. La première, ou cellule supérieure, s'ouvre dans le méat par un orifice situé en haut et en avant, et d'autre part elle peut se prolonger dans l'épaisseur de l'os frontal et dans la voûte orbitaire. La deuxième est postéro-inférieure; son orifice dans le méat se trouve un peu en arrière et au-dessous du précédent. Elle est en général assez volumineuse et affecte avec le sinus sphénoïdal des rapports parfois très étendus et d'autant plus importants que la cloison qui les sépare est très mince. L'inflammation peut donc se propager du sinus sphénoïdal aux cellules et réciproquement.

Enfin, assez souvent, cette cellule se prolonge en bas dans la portion orbitaire de l'os palatin. Elle vient alors faire une saillie plus ou moins marquée au niveau de l'angle postéro-supérieur du sinus maxillaire, ou encore, s'interposer comme un tampon entre les deux sinus.

Un troisième orifice situé dans le fond du méat conduit dans une cellule qui, dirigée en bas et un peu en avant, s'étend dans la base de la pyramide bullaire du deuxième méat dont elle détermine le relief (cellule de la base de la bulle). Tantôt elle est petite et ne se met en contact avec l'orbite que sur une faible étendue; tantôt, au contraire, elle est volumineuse.

Dans la moitié des cas, d'après Hajek, on trouve dans le quatrième méat un orifice cellulaire s'ouvrant dans une cellule plus ou moins développée qui, souvent s'avance vers le sinus sphénoïdal et forme le plancher du canal optique.

Les orifices des cellules postérieures, ovalaires comme ceux des cellules antérieures, sont plus larges et mesurent quatre à six millimètres.

Parfois, les cellules ethmoïdales postérieures communiquent entre elles; mais les deux grands groupes antérieur et postérieur restent isolés l'un de l'autre. Cependant Sieur et Jacob rapportent trois cas où les cellules postérieures et antérieures communiquaient par des orifices percés dans les cloisons, disposition qui rend possible l'ethmoïdite totale d'emblée.

III. — *Rapports des cellules ethmoïdales avec l'orbite.*

Les cellules ethmoïdales forment la paroi interne de l'orbite. Cette paroi est lisse, contrairement à la paroi externe des fosses nasales qui est accidentée de saillies et de dépressions. Le plus souvent concave d'avant en arrière et de haut en bas, la paroi orbitaire peut devenir convexe lorsque les cellules ethmoïdales sont très développées. Ziem, E. Meyer, Leroy, attribuent à cette disposition certains cas de strabisme et d'astigmatisme cornéen; la distance entre les deux orbites se trouve aug-

mentée, les muscles droits internes auraient de ce fait
un champ plus considérable à faire parcourir un globe
oculaire dans les efforts de convergence et la courbure
de la cornée serait influencée par le travail de ces muscles.

Cette hypertrophie de l'ethmoïde peut en imposer
pour une tumeur, d'autant plus que si les cellules ne
contiennent généralement que de l'air, il arrive souvent
qu'en les ponctionnant on en retire un liquide filant provenant d'un mucocèle.

La lame osseuse qui sépare de l'orbite le labyrinthe
ethmoïdal est extrêmement mince; c'est l'os planum ou
lame papyracée de l'ethmoïde, articulée en haut avec le
frontal, en bas avec le maxillaire supérieur, en avant
avec l'unguis, en arrière avec le sphénoïde, et au niveau
de son angle postéro-inférieur avec l'apophyse orbitaire
du palatin; chacun de ces os peut concourir à la formation des cellules ethmoïdales du côté de l'orbite.

La lame papyracée se laisse facilement effondrer; le
tissu osseux peut manquer par places et alors la muqueuse sinusale est en rapport intime avec le périoste
orbitaire. Zukerkandl, qui a fait à ce sujet les recherches
les plus importantes, cite quinze cas de déhiscence et,
d'autre part, Sieur et Jacob en ont observé cinq.

Enfin, dans la suture qui unit la lame papyracée au
frontal on trouve les orifices de deux canaux d'un demi-
millimètre de diamètre formés par l'accolement d'une demi-gouttière frontale et d'une demi-gouttière ethmoïdale.
Ces orifices sont les *trous orbitaires* antérieur et postérieur, situés, le premier à vingt millimètres, le second
à trente-neuf millimètres du rebord orbitaire antérieur.

Ranglaret a montré que le trou orbitaire et ethmoïdal antérieur séparait les deux groupes de cellules ethmoïdales et pouvait servir de point de repère au chirurgien qui veut limiter son intervention au groupe antérieur.

Au point de vue des rapports des cellules ethmoïdales avec les organes orbitaires on doit considérer trois zones distinctes (Stanculéanu).

1° *Une zone postérieure*, située vers l'anneau de Zinn et même plus profondément quand les cellules ethmoïdales empiètent sur le sphénoïde. Nous avons dit que, dans ce cas, une cellule postérieure forme souvent le plancher du canal optique; elle se met là en rapport intime avec le nerf optique et l'artère ophtalmique. Plus bas, les cellules ethmoïdales constituent la paroi interne de la fente sphénoïdale et se mettent en rapport avec les organes qui passent par l'anneau de Zinn, particulièrement avec les nerfs moteur oculaire commun, nasal et moteur oculaire externe, et plus bas encore avec le nerf maxillaire supérieur, tandis que la veine ophtalmique passe à la partie externe de l'anneau ou même en dehors.

En avant de la fente sphénoïdale, le nerf optique, l'artère ophtalmique, le nerf nasal et le moteur oculaire commun se trouvent écartés de la paroi des cellules sphénoïdales par les muscles droit interne et grand oblique qui prennent insertion sur le pourtour du trou optique.

2° *Une zone moyenne*. On y trouve, sur la paroi ethmoïdale, à partir du bord supérieur : le muscle grand oblique, l'artère ophtalmique accompagnée du nerf nasal, le muscle droit interne; au-dessous, la veine ophtalmique supérieure.

L'artère ophtalmique et le nerf nasal envoient chacun une ramification dans les conduits ethmoïdaux, au niveau des trous orbitaires.

3° *Une zone antérieure.* Elle siège au niveau du rebord orbitaire; les rapports les plus importants au point de vue pathologique se font, dans cette région, avec le sac lacrymal; cet organe, logé dans le canal nasal, est en rapport avec les cellules par sa face interne, mais parfois il est complètement enveloppé par elles. Dans ce cas, il devient très difficile de distinguer une ethmoïdite à complication orbitaire d'une dacryocystite. Au-dessus du sac lacrymal, entre celui-ci et le tendon réfléchi du muscle grand oblique, on trouve un groupe vasculo-nerveux comprenant la racine inférieure de la veine ophtalmique, l'artère nasale et le nerf nasal externe.

Le chirurgien qui aborde l'ethmoïde par la voie orbitaire s'engage dans l'intervalle de 15 millimètres compris entre la poulie du grand oblique et l'extrémité supérieure du sac lacrymal; il risque donc, soit d'intéresser la poulie du grand oblique, ce qui causera la paralysie du muscle, soit de léser le sac lacrymal, ce qui produira du larmoiement.

IV. — Rapports des cellules ethmoïdales avec la cavité crânienne.

Lorsque le sinus frontal et le sinus sphénoïdal sont peu développés, les cellules ethmoïdales poussent dans la voûte orbitaire des prolongements plus importants. Les dimensions moyennes de la paroi crânienne des cellules, qui sont de 20 et 12 millimètres dans les deux sens longitudinal et transversal, peuvent passer à 28 et 25 millimètres. En général, la paroi est plus large en avant qu'en arrière. Le tissu osseux qui sépare la cavité cellulaire de la cavité crânienne est résistant et compact, sauf au niveau des cellules qui font saillie en dehors de l'apophyse cristagalli et qui délimitent avec cette apophyse la gouttière sur laquelle repose le bulbe olfactif; en ce point la paroi est mince, papyracée, parfois même déhiscente.

Ces rapports des cellules ethmoïdales avec la cavité crânienne nous expliquent la possibilité des accidents cérébraux consécutifs à des ethmoïdites (méningite, abcès du cerveau, abcès sous-duremériens, phlébites, etc.). Ils nous expliquent aussi comment les cellules ethmoïdales sont souvent intéressées dans les fractures de l'étage antérieur du crâne par la fissure iradiée de la voûte à la base qui met en communication les espaces méningés avec des cavités aussi riches en germes que les fosses nasales.

CHAPITRE III

SINUS FRONTAUX

I. — *Morphologie.*

Dépendance du labyrinthe ethmoïdal qu'il prolonge dans l'os frontal, chaque sinus frontal représente une pyramide triangulaire à sommet dirigé en dehors et plus ou moins loin dans l'épaisseur de la voûte orbitaire. Des trois parois l'une est antérieure ou cutanée, la deuxième est postérieure ou cérébrale, et la troisième inférieure ou orbito-nasale. Les pyramides sinusales sont développées au niveau de la bosse médiane ou nasale du frontal; elles sont séparées par une cloison sagittale qui, normalement, répond à la suture médio-frontale et représente leur base commune.

Les sinus se forment donc dans une sorte de pilier osseux qui s'intercale comme un coin entre les angles supéro-internes des deux orbites. Il semble que cette disposition impose à leur développement des limites assez restreintes. Mais souvent ils envahissent la voûte orbitaire au point d'atteindre parfois sa limite externe et, d'autre part, ils peuvent, d'arrière en avant, s'insinuer entre les deux lames osseuses du frontal.

Il en résulte des variations considérables dans les dimensions des sinus et l'on peut classer les différents types de sinus en trois catégories (Stanculéanu).

1° Le type *moyen* : c'est le sinus logé dans l'angle supéro-interne de l'orbite. Il s'étend transversalement sur 3 centimètres et sur 2 centimètres d'avant en arrière. Sa capacité est de 4 centimètres cubes environ.

2° Le *petit sinus* qui n'occupe dans l'angle supéro-interne de l'orbite qu'une étendue de un centimètre carré, comprise entre le maxillaire supérieur, l'unguis et l'os planum. Ces petits sinus s'infectent plus rarement à cause de l'épaisseur de leurs parois.

3° Les *grands sinus* s'étendent sur une hauteur de 50 millimètres en avant sur la ligne médiane, et d'autre part, ils se prolongent en arrière jusqu'à la partie moyenne de la lame criblée tandis que, transversalement, ils dédoublent tout le toit de l'orbite. Ils arrivent même quelquefois jusqu'à l'apophyse cristagalli et jusqu'à l'ethmoïde.

Rarement les deux sinus communiquent entre eux, sauf dans les cas pathologiques. Parfois, au contraire, les sinus sont subdivisés par des cloisons plus ou moins complètes donnant lieu à la formation de sinus doubles ou triples. Enfin, dans certains cas, une ou plusieurs cellules ethmoïdales viennent s'insinuer dans l'épaisseur de l'os frontal et constituer de véritables sinus supplémentaires.

II. — *Rapports des sinus frontaux avec les fosses nasales et avec les autres sinus.*

La *portion nasale* du plancher du sinus frontal s'étend à la partie antérieure du toit des fosses nasales et de l'échancrure ethmoïdale. Le bord de la bosse frontale moyenne s'articule avec les os propres du nez et avec la branche montante des maxillaires supérieurs tandis que la partie postérieure se met en rapport avec l'ethmoïde qui s'insinue dans l'échancrure nasale, de sorte que le plancher du sinus frontal appartient à la fois au frontal par sa partie antérieure et à l'ethmoïde par sa partie postérieure. Dans un de ses angles postérieurs, interne ou externe, s'ouvre l'orifice supérieur du *canal naso-frontal* qui débouche d'autre part dans la fosse nasale, tantôt dans la partie externe de la gouttière de l'unciforme, tantôt dans la gouttière rétro-bullaire; il peut enfin s'ouvrir en plein milieu des cellules ethmoïdales. Le canal naso-frontal a ordinairement une longueur de 2 centimètres, un diamètre transversal de 3 ou 4 millimètres; sa direction se fait de haut en bas, de dehors en dedans et d'avant en arrière; elle continue le trajet de la gouttière de l'unciforme de telle sorte que le pus venant du sinus frontal chemine le long de la gouttière et va infecter le sinus maxillaire, produisant la sinusite fronto-maxillaire.

Quant à la *portion ethmoïdale*, nous avons dit assez dans le chapitre précédent les variations en étendue et en dimensions des cellules ethmoïdales qui envahissent le sinus frontal, pour mettre en évidence les relations étroites de contiguïté existant entre le sinus et les cellules.

La paroi postérieure ou crânienne du sinus frontal est formée par une lame osseuse compacte qui est très mince. Cette condition et, de plus, la présence des nombreux vaisseaux lymphatiques qui perforent cette paroi, expliquent les complications méningitiques qui accompagnent quelquefois les sinusites frontales.

III. — *Rapports des sinus frontaux avec l'orbite.*

La portion orbitaire de la paroi inférieure du sinus frontal prolonge extérieurement la portion nasale et s'étend sur un plan plus élevé. Sa forme est triangulaire avec une base antérieure sur le rebord orbitaire, et un sommet qui s'étend à une distance variable vers le fond de l'orbite, parfois jusqu'à la petite aile du sphénoïde; transversalement, dans les cas de grands sinus, on peut voir la paroi orbitaire se prolonger jusqu'à l'union de l'apophyse externe du frontal avec l'apophyse malaire correspondante.

Des deux faces de la paroi, l'une, inférieure ou orbitaire, est lisse et fortement concave pour se mouler sur le globe oculaire; l'autre, supérieure ou intra-sinusale, est convexe, rugueuse et criblée de petits pertuis.

La paroi orbitaire est très mince; aussi se laisse-t-elle facilement perforer par le pus dans la sinusite frontale. Cependant, au niveau de l'angle supéro-interne de l'orbite, il se constitue une sorte de diaphragme de protection contre la suppuration du sinus, au moyen de l'épaississement du périoste, auquel se superposent le ligament large de la paupière supérieure et une expansion de la capsule de Ténon.

Le muscle grand oblique qui suit l'angle dièdre supéro-interne de l'orbite vient passer à 5 ou 6 millimètres au-dessous du rebord orbitaire supérieur et à 1 millimètre 1/2 en arrière au niveau d'une petite fossette, la *fovea trochlearis*, dans sa poulie de réflexion, pour se diriger en arrière et en dehors et s'insérer sur le segment postérieur du globe.

On peut distinguer deux groupes de vaisseaux et de nerfs en rapport avec le sinus frontal, suivant qu'ils se trouvent au-dessus ou au-dessous de la portion réfléchie du muscle grand oblique (Stanculéanu).

Au-dessus, on trouve les *vaisseaux* et les *nerfs sus-orbitaires* : l'artère sus-orbitaire, branche de l'ophtalmique et le nerf frontal qui suit son côté externe; en dedans de l'échancrure sus-orbitaire la veine ophtalmique supérieure; enfin, tout près de l'angle supéro-interne de l'orbite, l'artère frontale interne, branche de l'ophtalmique.

Au-dessous du tendon réfléchi du grand oblique et de dedans en dehors on rencontre la racine inférieure de la veine ophtalmique supérieure, l'artère nasale et le nerf nasal externe.

CHAPITRE IV

SINUS MAXILLAIRES

I. — *Morphologie.*

Les sinus maxillaires ou antres d'Highmore sont creusés dans le corps des maxillaires supérieurs. Ils se présentent sous la forme de pyramides triangulaires dont
le sommet répond à la tubérosité malaire et la base à la
fosse nasale correspondante. Des trois faces, l'une, *antérieure*, s'étend sous la fosse canine et les parties molles
des joues, la seconde, *postérieure*, constitue le versant
antérieur de la fosse ptérygo-maxillaire; enfin la troisième ou *paroi supérieure*, constitue le plancher de l'orbite.

Comme les sinus frontaux, les sinus maxillaires ont
un volume variable. Leur capacité qui est en moyenne
de 11 à 12 centimètres cubes, peut se réduire chez certains sujets à 2 centimètres cubes, tandis que chez d'autres elle peut atteindre 25 centimètres cubes (Sieur et
Jacob). Il y a donc des sinus petits, grands et moyens.

On observe souvent des crêtes osseuses ou des prolongements de la fibro-muqueuse qui cloisonnent plus ou
moins complètement le sinus maxillaire. Le cloisonne-
ment complet existerait cinq fois sur deux cents sujets

d'après Gruber, une fois sur cent cinquante d'après Sieur et Jacob.

Zuckerkandl explique cette disposition par le fait que le sinus maxillaire a dû se développer par deux bourgeons : l'un normal provenant du méat moyen, l'autre supplémentaire, venant de la fente ethmoïdale inférieure.

Les cloisonnements incomplets sont bien plus fréquents; ils isolent des loges plus ou moins considérables. En bas, le plancher des grands sinus est divisé en un certain nombre de fosses cloisonnées par les saillies des racines dentaires.

Enfin le sinus maxillaire se prolonge fréquemment dans certaines parties du maxillaire supérieur ou même dans certains os articulés avec lui. En particulier, le *prolongement orbitaire* qui s'étend dans la branche montante du maxillaire présente un rapport très intime avec le canal nasal dont la paroi est très mince à ce niveau; d'où la fréquence des affections lacrymales dans les suppurations du sinus maxillaire (Stanculéanu). Citons encore le *prolongement malaire*, les *prolongements alvéolaires*, le *prolongement palatin inférieur*, qui dédouble la voûte palatine, et enfin le *prolongement palatin supérieur* dû à l'adjonction à la cavité de l'antre de la *cellule palatine* ordinairement placée entre le sinus maxillaire et le sinus sphénoïdal. Cette cellule qui joue le rôle de *cellule tampon* entre les deux sinus, peut s'ouvrir dans l'une ou dans l'autre cavité, les mettant ainsi en contact direct (Sieur et Jacob).

II. — *Rapports des sinus maxillaires avec les fosses nasales, avec les autres sinus et avec l'orbite.*

La paroi interne ou nasale, base de l'antre d'Highmore, est le plus souvent de forme quadrilatère, cependant, quand le plancher est très réduit, elle devient triangulaire.

Si on l'observe dans l'intérieur du sinus après résection de la paroi externe, on voit une ligne sombre correspondant à l'insertion du cornet inférieur, qui coupe cette paroi en diagonale de haut en bas et d'avant en arrière. Elle la partage en deux triangles rectangles à hypoténuse commune : l'un, inféro-antérieur, répond à toute l'étendue du méat inférieur; l'autre, postéro-supérieur, est en rapport avec le deuxième méat et se termine en avant et en haut par un orifice plus ou moins arrondi qui est l'*ostium*.

C'est par le méat inférieur qu'on ponctionne le plus souvent le sinus maxillaire, pour faire le diagnostic et quelquefois aussi le traitement de la sinusite maxillaire.

Au niveau du triangle postéro-supérieur, si l'on dépouillait la paroi des muqueuses qui recouvrent ses deux faces, on verrait dans les deux tiers postéro-supérieurs un énorme orifice capable d'admettre très facilement le doigt et que viennent combler en partie et successivement les os suivants : en haut, les masses latérales de l'ethmoïde; en bas, le cornet inférieur; en avant, l'os unguis; en arrière, la portion verticale du palatin. C'est donc la partie la plus faible de la paroi.

C'est au niveau du triangle supérieur que sont situés

les orifices naturels du sinus : l'un est constant, c'est l'ostium maxillaire; l'autre est accessoire et se rencontre plus rarement. L'*ostium maxillaire* occupe la partie élevée de la paroi interne. En avant de lui se trouve le canal lacrymo-nasal très-saillant dans l'intérieur de l'antre.

L'ostium est un canal de 7 à 10 millimètres de long sur un diamètre de 3 à 5 millimètres, avec un orifice supérieur nasal aplati et un orifice inférieur sinusal. Il est formé, en avant, par la gouttière de l'unciforme, en arrière, par un repli muqueux allant de l'unciforme sur la paroi externe des fosses nasales. Sa direction, au lieu de prolonger celle de la gouttière de l'unciforme, forme avec elle un angle presque droit.

Au niveau de la paroi orbitaire ou supérieure, le sinus maxillaire entre en rapports avec l'orbite, avec les cellules ethmoïdales et avec le sinus sphénoïdal. Cette paroi qui constitue le plancher de l'orbite est particulièrement mince et friable. Très irrégulièrement triangulaire, son sommet est dirigé en arrière et s'unit à l'apophyse orbitaire du palatin; sa base est antérieure et répond à la partie moyenne et inféro-interne du rebord orbitaire; le bord interne s'unit d'arrière en avant au bord inférieur de la lame papyracée de l'ethmoïde et à celui de l'unguis. l'externe limite en dedans la fente sphéno-maxillaire et s'unit en avant à la portion orbitaire de l'os malaire.

La paroi supérieure de l'antre est partagée, dans le sens antéro-postérieur, en deux moitiés par le sillon sus-orbitaire qui, bientôt, se transforme en canal et s'incline en bas et en avant. Ce canal est souvent très saillant dans la cavité du sinus; il contient le nerf maxillaire supérieur et l'artère sous-orbitaire.

Du côté du bord interne du plancher orbitaire, le maxillaire, en s'unissant avec l'unguis, délimite le canal *lacrymo-nasal* qui est complété en dedans par le cornet inférieur; à son niveau, l'os est tout à fait papyracé, souvent même déhiscent. Plus en arrière, le sinus maxillaire entre en rapport avec les *cellules ethmoïdales*. Les cellules antérieures ne font que l'effleurer par un bord; parfois cependant elles proéminent et s'ouvrent dans le sinus. Mais le sinus maxillaire constitue, sur une longueur de 2 cent. 1/2 et une largeur de 1 cent. 1/2, le plancher des cellules ethmoïdales postérieures. Il insinue quelquefois entre elles son prolongement palatin; enfin, d'autres fois, les cellules ethmoïdales sont en saillie sur sa cavité (Stanculéanu). On a utilisé ces rapports du sinus pour ouvrir à leur point déclive et curetter les cellules ethmoïdales, et ils expliquent l'envahissement des cellules au cours des sinusites maxillaires.

Zuckerkandl rapporte deux cas où il existait une communication directe entre le sinus, le labyrinthe et l'orbite.

Plus en arrière l'antre d'Highmore peut entrer en rapport avec le sinus sphénoïdal dans les cas de grands sinus qui poussent chacun un prolongement; mais le plus souvent les deux sinus sont séparés par une distance de quelques millimètres (Stanculéanu). Cependant les rapports entre les deux sinus peuvent devenir très intimes dans le cas où la cellule ethmoïdale postérieure se prolongeant dans l'apophyse orbitaire du palatin, s'ouvre dans le sinus maxillaire; elle constitue alors le prolongement palatin de ce sinus, qui s'ouvre généralement dans le sinus sphénoïdal.

On observe parfois sur la voûte de l'antre des déhiscences qui, jointes à l'extrême amincissement de la paroi osseuse, doivent surtout faciliter l'envahissement de l'orbite à la suite d'empyème du sinus. Le *muscle droit inférieur*, inséré en arrière sur le tendon de Zinn, se porte vers la partie interne de l'orbite en séparant le nerf optique du plancher orbitaire; cependant, à sa partie antérieure, il est séparé du plancher par le muscle petit oblique.

A la partie postérieure le nerf optique aurait été comprimé dans certains cas d'ectasie du sinus maxillaire. Cependant, d'après Stanculéanu, ce nerf est toujours séparé du sinus maxillaire par une distance d'au moins 1 centimètre. Enfin, à la partie antérieure du plancher orbitaire, le sinus entre en rapports avec le muscle petit oblique et avec les voies lacrymales.

CHAPITRE V

SINUS SPHÉNOÏDAUX

I. — *Morphologie.*

Sous la forme de deux cubes irréguliers, séparés par une cloison sagittale, les sinus sphénoïdaux sont creusés dans le corps du sphénoïde. On peut, schématiquement, y reconnaître une paroi *supérieure* ou crânienne, une paroi *inférieure* ou nasale, une paroi *postérieure* ou basilaire, une paroi *antérieure* ou ethmoïdale et deux parois *latérales;* l'une de ces cloisons, commune aux deux sinus, porte le nom de *cloison sphénoïdale;* l'autre, qui est externe, confine au sinus caverneux.

De même que les sinus frontaux et maxillaires, les sinus sphénoïdaux sont sujets à de grandes variations de forme et de volume. La face supérieure se laisse déprimer par la selle turcique, les parois externes se creusent en gouttière pour recevoir les sinus caverneux.

Du côté de la paroi antérieure, on voit souvent les cellules ethmoïdales postérieures empiéter dans la cavité du sinus, sous la forme d'un dôme saillant. Enfin, la paroi médiane, qui, normalement, se trouve dans le prolongement de la cloison des fosses nasales, est fréquemment déviée et déformée, modifiant ainsi les rapports et la symétrie des deux sinus.

Assez souvent, les cavités sinusales se trouvent subdivisées par des cloisons incomplètes, circonstance fâcheuse au point de vue pathologique. On voit fréquemment une seconde cloison parallèle à la cloison normale et dont la présence a pour effet de créer une troisième cavité sinusale interposée aux deux autres. Bien que ces cavités, communiquent entre elles par leur extrémité antérieure, leur désinfection, en cas de sinusite, n'en est pas moins gênée par la présence de la cloison accessoire. A noter encore l'existence de cloisons plus ou moins transversales qui se développent parfois au voisinage des prolongements palatins ou ptérygoïdiens et transforment ces culs-de-sac, déjà si bien disposés pour favoriser la stagnation du pus, en véritables recessus inabordables (Sieur et Jacob).

Au point de vue de leurs dimensions, les sinus sphénoïdaux se présentent suivant trois types : sinus moyens, petits et grands sinus.

Les *sinus moyens* sont contenus dans le corps du sphénoïde.

Les *petits sinus*, observés plus rarement, se réduisent souvent à une simple excavation, creusée derrière l'orifice sphénoïdal, dans la moitié antérieure du corps du sphénoïde et ne dépassant pas en volume les dimensions d'un gros pois.

On comprend, par les rapports restreints que présenteront les petits sinus avec les organes voisins, le peu de retentissement qu'auront leurs lésions inflammatoires sur ces derniers. Mais comme ils appartiennent à l'enfant et à l'adolescent, on s'explique la rareté, à ces âges, des complications inflammatoires des sinusites (Moreau) (1).

Il existe, contrairement aux précédents, de *grands sinus*; ils envoient des *prolongements* dans les apophyses ptérygoïdes, dans les grandes et les petites ailes du sphénoïde, dans l'os palatin, dans l'apophyse basilaire, et, comme leurs parois sont très minces, parfois même papyracées, ils aggravent singulièrement les complications des sinusites sur les organes voisins.

II. — Rapports des sinus sphénoïdaux avec les fosses nasales et avec les autres sinus.

Ces rapports se font sur la paroi antérieure ou rhino-pharyngienne; cette paroi, un peu oblique en bas et en dehors, vient s'appliquer contre la face postérieure de l'ethmoïde, en faisant, avec la lame criblée, un angle légèrement obtus ouvert en bas et en avant. Ses parties latérales se confondent avec les masses ethmoïdales postérieures, et sa partie moyenne forme une portion de la voûte des fosses nasales (Moreau).

Cette face, dont la hauteur varie de 15 à 20 millimètres, présente, sur une section horizontale, la forme d'un angle dièdre, dont l'arête s'appuie, en haut, sur la lame perpendiculaire de l'ethmoïde, et en bas, sur le vomer. On peut y distinguer une portion nasale et une portion ethmoïdale. La portion nasale libre est une gouttière,

____

(1) E. Moreau. *Manifestations oculo-orbitaires des sinusites sphénoïdales*. Lyon, 1905.

limitée en dehors par les masses ethmoïdales, en dedans, par le bec du sphénoïde; elle prolonge en arrière la fente olfactive.

Cette gouttière ou *recessus sphéno-ethmoïdal*, aboutit aux choanes; c'est là que s'ouvre l'orifice de chacun des sinus sphénoïdaux. Cet orifice ou *ostium sphénoïdal*, déverse dans la gouttière les produits de sécrétion de la cavité sinusale.

L'ostium revêtu, sur le vivant, de sa muqueuse, est considérablement réduit et comparable à un méat urinaire. Sa distance, à l'entrée des fosses nasales, est de 8 à 9 centimètres. Il est donc impossible, à cette profondeur, de l'explorer par la vue, attendu surtout que le cornet moyen s'oppose à cette constatation.

La *portion ethmoïdale s'applique*, en haut, contre les cellules ethmoïdales postérieures, avec lesquelles elle est rarement en communication directe; mais la cloison de séparation est très mince, papyracée. En bas, la portion ethmoïdae s'appuie sur l'apophyse orbitaire du palatin. Nous avons signalé, dans les chapitres précédents, l'existence fréquente d'un prolongement de la cellule ethmoïdale postérieure, dans cette apophyse, et les conséquences qui en découlent au point de vue des rapports du sinus sphénoïdal avec les cellules ethmoïdales et le sinus maxillaire.

III. — *Rapports des sinus sphénoïdaux avec l'orbite et avec le crâne.*

La paroi externe du sinus sphénoïdal, appelée par Furet, *paroi des ophtalmologistes*, peut être divisée en deux régions, par une ligne qui, partant du bord interne du canal optique, longerait le pourtour interne de la fente sphénoïdale, pour aboutir au trou grand rond. En avant de cette ligne, c'est la *région orbitaire*, en arrière, la *région crânienne*.

A. La *région orbitaire* peut, dans sa portion la plus antérieure, entrer dans la constitution de l'orbite. Bertemés a noté 18 fois, sur 28 cas examinés, cette extension du sinus dans l'orbite, et comme cette disposition entraîne nécessairement un amincissement des parois, on comprend facilement quelles conséquences dériveront d'une infection sinusienne.

La zone orbitaire est en rapports avec :

1° Le canal optique.

2° La fente sphénoïdale.

3° La portion antéro-supérieure de la fosse ptérygo-maxillaire.

1° Le *canal optique* côtoie obliquement la cavité sphénoïdale, de dedans en dehors, de haut en bas, sur une longueur de 8 à 10 millimètres et sur une largeur de 5 millimètres. La paroi sphénoïdale du canal, souvent très mince, parfois déhiscente, présente assez fréquemment de nombreux pertuis vasculaires.

2° Au niveau de la *fente sphénoïdale*, le sinus sphénoïdal présente des rapports importants avec les organes qui la franchissent : le moteur oculaire commun occupe la partie la plus interne de l'anneau de Zinn; le nerf nasal, le moteur oculaire externe, et la veine ophtalmique côtoient presque toujours le côté externe du nerf. On voit donc quelles peuvent être les conséquences patho-

logiques d'une propagation, sur ce paquet vasculo-nerveux, d'une infection du sinus sphénoïdal.

3° Le sinus sphénoïdal, au contact de la *paroi postérieure de la fosse ptérygo-maxillaire*, peut se mettre en
rapports avec le canal vidien et son nerf, avec le conduit
ptérygo-palatin, logeant le nerf de Bok et l'artère
ptérygo-palatine; enfin, avec le nerf maxillaire supérieur,
dont il n'est séparé que par une mince lamelle osseuse.

B. La *région crânienne* est comprise entre la limite
antérieure, déjà indiquée, une limite supérieure qui va
du trou optique à la lame quadrilatère et une limite inférieure, réunissant le trou grand rond au trou ovale, en
se prolongeant sur le bord antérieur du trou déchiré
antérieur. Cette zone correspond au sinus caverneux,
qui se loge dans une gouttière longitudinale, occupant la
moitié supérieure de la paroi sinusienne; en arrière, cette
gouttière devient verticale et reçoit la carotide interne
à sa sortie du rocher.

Le sinus caverneux, compris dans un dédoublement
de la dure-mère, s'étend du trou déchiré antérieur à la
fente sphénoïdale. Son extrémité postérieure se continue
avec le sinus pétreux et le sinus occipital transverse.
Son extrémité antérieure s'abouche avec les veines ophtalmiques et les vaisseaux qui émanent de la fente sphéno-
maxillaire, établissant une voie de dérivation entre la
circulation intra-crânienne et la circulation orbito-nasale.
En dedans, le sinus coronaire vient s'ouvrir sur la paroi
latérale du sinus caverneux.

Outre la présence de la carotide dans l'intérieur du
sinus caverneux, il existe, dans cette région, un certain

nombre de nerfs sensitivo-moteurs qui peuvent être atteints par les processus infectieux sinusaux. En plein sinus caverneux, la carotide interne est croisée sur la face externe par le nerf moteur oculaire externe. Le moteur oculaire commun, le pathétique et l'ophtalmique de Willis occupent, de haut en bas, la paroi externe du sinus. Enfin, en bas du sinus caverneux, et sur un court trajet, se loge le nerf maxillaire supérieur, qui pénètre immédiatement dans le trou grand rond.

Les rapports du sinus sphénoïdal avec le crâne se complètent au niveau des parois supérieure et postérieure.

La *paroi supérieure* présente la selle turcique formant écrin au corps pituitaire: celui-ci est entouré par les sinus coronaires.

Les connexions vasculaires de ces sinus avec la muqueuse du sinus sphénoïdal représentent le trait d'union entre les inflammations sinusiennes et les phlébites des sinus caverneux.

Cependant, Zuckerkandl a signalé plusieurs fois, entre la face supérieure du corps du sphénoïde et le toit du sinus sphénoïdal, l'interposition d'une cellule ethmoïdale postérieure, qui détruit les rapports normaux: en effet, le nerf optique pourra alors, en cas d'infection ethmoïdale, être lésé sans participation pathologique de la cavité.

Quant à la *paroi postérieure*, elle est constituée par la portion antérieure de l'apophyse basilaire. Elle confine latéralement à la pointe du rocher. La dure-mère, qui recouvre la gouttière basilaire et qui se continue avec les méninges rachidiennes, contient dans son épaisseur, au-dessous des apophyses clinoïdes postérieures, le sinus accipital transverse, qui présente des relations vasculaires, par l'intermédiaire de pertuis nombreux, avec le tissu osseux du corps sphénoïdal et même avec la muqueuse sinusienne. C'est encore là, en cas de sinusite, une thrombose possible, avec retentissement sur le sinus caverneux.

Les nerfs, moteur oculaire commun, pathétique et trijumeau, passent par l'extrême limite de la lame perpendiculaire.

La protubérance, appliquée sur la lame quadrilatère, en est séparée par le tronc basilaire. Faut-il voir dans ce voisinage une explication de la céphalée occipitale, si souvent présentée par les malades atteints de sinusite sphénoïdale ?

Cependant, l'état papyracé de cette paroi est rare et les lésions des méninges, par cette voie, doivent être exceptionnelles (Moreau).

CHAPITRE VI

RELATIONS VASCULAIRES DES SINUS

I. — *Revêtement des cavités sinusales.*

Au cours de notre description anatomique des sinus, nous avons omis à dessein de parler de la muqueuse qui tapisse leurs parois, et cela pour deux raisons : d'abord, cette membrane présente partout des caractères uniformes, et, en second lieu, c'est par elle que se distribuent les vaisseaux, qui établissent entre les sinus et les différentes régions de la tête, des relations très importantes au point de vue de la propagation des phénomènes infectieux aboutissant à la pansinusite.

De même que les sinus sont des prolongements de la cavité nasale, leur muqueuse de revêtement provient d'une expansion de la pituitaire. Elle en diffère, il est vrai, parce qu'elle est, en général, lisse, peu adhérente à l'os, et transparente à tel point, que la paroi osseuse des sinus peut sembler complètement à nu. La pituitaire au contraire est épaisse, plissée et très adhérente au tissu osseux sous-jacent. Mais il ne faut voir là que des différences purement fonctionnelles, qui s'expliquent par le rôle vital beaucoup plus actif de la muqueuse nasale.

Histologiquement, la muqueuse des sinus est constituée

par trois couches : une couche *muqueuse*, une couche *sous-muqueuse* et une couche *périostique*.

La couche muqueuse est revêtue d'un épithélium vibratile, au-dessous duquel s'étend la membrane basale et un réseau vasculaire, dont les mailles enserrent des éléments conjonctifs et lymphoïdes, groupés souvent par places sous forme de follicules.

Dans la sous-muqueuse, les vaisseaux sont plus volumineux: on y trouve, surtout au pourtour des orifices sinusaux, des glandes mucipares susceptibles de produire des kystes muqueux, qui, en obstruant les orifices, transforment le sinus en cavité close, ou encore se développent en *mucocèles*, avec hypertrophie du squelette de la face et phénomènes oculo-orbitaires.

La troisième couche est le périoste. Il est très mince et on y trouve seulement comme vaisseaux les rameaux qui, de la muqueuse, se rendent aux organes voisins, en perforant le tissu osseux.

Un certain nombre d'affections néoplasiques, ostéomes, sarcomes, carcinomes, peuvent prendre naissance dans la muqueuse des sinus, avec envahissement des fosses nasales, de l'orbite et de la cavité buccale.

II. — *Circulation des sinus.*

A. — Circulation artérielle.

Les sinus sont tributaires à la fois des deux grands territoires artériels céphaliques, c'est-à-dire qu'ils reçoivent, d'une part le sang de la carotide externe, qui leur vient de la face et, d'autre part, celui de la carotide interne, qui leur vient de la cavité crânienne.

Du côté de la face, *l'artère sphéno-palatine*, branche terminale de la *maxillaire interne*, à sa sortie du trou sphéno-palatin, s'engage dans les fosses nasales et, par sa branche externe, recouvre les cornets et les méats d'un riche réseau; parmi les ramifications de ce réseau, les unes s'épuisent dans la muqueuse pituitaire, mais d'autres franchissent les orifices sinusaux pour se ramifier dans tous les sinus. En particulier, dans le sinus maxillaire, indépendamment de l'ostium, il existe de nombreuses et larges fontanelles, formées par l'adossement de la muqueuse nasale, et qui ouvrent vers l'autre une voie très facile aux rameaux de la sphéno-palatine. Sur la face postérieure, d'autres branches de la maxillaire interne, la *buccale*, la *palatine*, l'*alvéolaire*, perforent, par leurs rameaux osseux, les parois sinusales et vont se terminer à la face profonde de la muqueuse; en haut, sur la face supérieure, la *sous-orbitaire* est toujours en relation avec la circulation sinusale, soit par des conduits vasculaires proprement dits, soit par les petites incisures qu'on observe quelquefois sur la très mince lamelle qui constitue le fond de la gouttière sous-orbitaire (Sieur et Jacob).

De même, tandis que la sphéno-palatine envoie ses rameaux par l'orifice du sinus sphénoïdal, la *ptérygo-palatine* et la *vidienne*, collatérales postérieures de la maxillaire interne, pénètrent dans le sinus par deux ou trois branches qui perforent le plancher.

L'artère faciale envoie, de son côté, des branches grêles, qui transpercent la fosse canine pour se rendre, soit dans la pituitaire, soit dans la partie antérieure de l'antre d'Highmore; elle vient ainsi enrichir, en avant du sinus, le réseau alimenté en arrière par la maxillaire interne.

Mais le cercle artériel qui enveloppe le système sinusal se complète, du côté du territoire carotidien interne, par les rameaux de l'*ophtalmique;* on sait que cette artère, qui pénètre dans l'orbite par le canal optique, longe la paroi orbitaire interne d'arrière en avant, jusqu'à la poulie du grand oblique, où elle se divise en deux branches terminales, la *frontale* et la *nasale*, qui sortent de l'orbite pour se distribuer, la première, à la région du front, la seconde, à la racine du nez, cette dernière donne des rameaux au sac lacrymal et, par l'intermédiaire de l'*angulaire*, s'anastomose à plein canal avec la faciale.

Mais dans son trajet intra-orbitaire, l'artère ophtalmique fournit de nombreuses collatérales, parmi lesquelles la *susorbitaire* et surtout les *ethmoïdales* antérieure et postérieure, envoient dans les parois des sinus, de nombreux rameaux qui s'anastomosent avec ceux de la sphéno-palatine.

B. — Circulation veineuse.

De nombreuses veines accompagnent les artères. Elles reçoivent le sang d'un réseau veineux très serré, qui occupe les muqueuses sinusales. Les voies de retour du sang veineux suivent, en sens opposé, un trajet parallèle aux voies d'apport du sang artériel. On peut les diviser en : *veines antérieures, veines postérieures,* qui aboutissent au plexus veineux *maxillaire interne,* et enfin, *veines supérieures,* qui se résument dans les *ethmoïdales* et par elles, vont se jeter dans la *veine ophtalmique*.

C'est donc encore, d'une part, avec la face, d'autre part, avec les sinus veineux crâniens, que s'établissent les relations vasculaires du système veineux des cavités sinusales.

Les relations, les anastomoses entre les deux territoires facial et crânien ont ici une importance capitale : d'abord, les veines, comme Ziem l'a fort bien dit, peuvent être des *agents de la contamination* (obs. X), et, en second lieu, c'est par l'étude des veines et de leurs connexions que s'éclaire la pathogénie et la propagation de certaines thrombo-phlébites, si fréquentes dans les complications des pansinusites; c'est par là encore que s'explique la propagation à l'orbite et aux méninges de processus infectieux, à point de départ sinusal.

Depuis longtemps déjà, Luschka, Gurwitsch, Trolard avaient publié des travaux sur les veines de l'orbite et leurs anastomoses avec les veines des régions voisines. En 1887, la thèse de Festal, élève de Panas, est venue compléter ces recherches anatomiques. Nous trouvons, dans une leçon clinique de M. le professeur de Lapersonne, publiée en 1904 (*Gazette des Hôpitaux*), un exposé de cette question, auquel nous ne croyons pouvoir mieux faire que de nous adresser.

Il y a, à proprement parler, dans l'orbite, deux veines ophtalmiques :

L'*ophtalmique supérieure*, veine principale, occupe le plafond de l'orbite. Elle prend naissance à la partie supéro-interne de la base orbitaire, où elle est formée par la confluence de veinules qui viennent des paupières, du nez, du front, mais, dans bien des cas, elle fait directement suite à la veine angulaire de la face (portion de la faciale). Partie de ce point, l'ophtalmique supérieure s'engage dans l'orbite, en passant au-dessous du tendon réfléchi du muscle grand oblique, puis, très flexueuse, elle se porte en arrière et en dehors, croise le bord supérieur du nerf optique, gagne la partie la plus élevée de la fente sphénoïdale, qu'elle traverse pour se jeter dans le sinus caverneux. Dans ce trajet orbitaire, elle recueille les veines ethmoïdales antérieure et postérieure, plusieurs veines musculaires, les deux veines vorticineuses supérieures, la volumineuse veine lacrymale et parfois la veine centrale de la rétine.

Notons la disposition variable de cette veine centrale de la rétine. Formée par la réunion, en un tronc unique, des deux petits troncs veineux de la papille; elle chemine d'abord dans l'épaisseur du nerf optique, puis se dégage du cordon nerveux à 10 millimètres environ du pôle postérieur de l'œil, mais la partie extra-nerveuse de son trajet varie suivant les sujets. Une fois sur deux, d'après Festal, elle se jette dans l'ophtalmique supérieure, ou bien elle chemine isolément dans l'orbite, pour s'aboucher directement dans le sinus caverneux. Il en résulte que certains malades pourront présenter une thrombophlébite de la veine ophtalmique supérieure, sans thrombose de la veine centrale de la rétine, et sans que l'on constate, par conséquent, chez eux, au début du moins, l'aspect ophtalmoscopique, si caractéristique de ce trouble circulatoire.

La *veine ophtalmique inférieure*, décrite par certains anatomistes comme affluent de la veine principale, mérite d'être étudiée à part. Elle prend naissance à la partie

antérieure du plancher de l'orbite, où elle se détache
d'un riche réseau veineux, qui draine la région du sac
lacrymal et de la paupière inférieure. Elle se dirige obliquement en arrière et en haut, reçoit les veines musculaires inférieures, les deux vorticineuses inférieures,
envoie à l'ophtalmique supérieure deux anastomoses
antérieure et postérieure, atteint la fente sphénoïdale et
se jette, soit directement dans le sinus caverneux, soit
dans la veine ophtalmique supérieure.

Nous abordons maintenant l'étude des *anastomoses* de
l'ophtalmique inférieure, et nous croyons devoir signaler
tout spécialement l'existence de cette sorte de pont, jeté
entre les deux bassins veineux de la face et du crâne.

L'ophtalmique inférieure communique avec la veine
faciale profonde, par une branche anastomotique, qui
traverse la fente sphéno-maxillaire. On saisira toute l'importance de cette communication, si l'on se rappelle ce
qu'est la *faciale profonde* de Heule, encore appelée *ophtalmo-faciale* de Walter, c'est un tronc assez volumineux
qui prend naissance dans la fosse zygomatique.

Il draine un riche plexus qui, d'une manière très générale, est formé par la réunion des rameaux veineux
correspondant aux branches de l'artère maxillaire
interne, dans la fosse ptérygo-maxillaire. Cette veine
faciale profonde, après avoir contourné le maxillaire et
passé sous l'os malaire, se jette à angle droit dans la
veine faciale principale, à la hauteur de la deuxième
grosse molaire. Par ses origines, elle communique largement, d'une part, avec la veine ophtalmique et, d'autre
part, avec le plexus ptérygo-maxillaire, autrement dit,
elle unit le territoire de la jugulaire interne (faciale) à

celui de la jugulaire externe (plexus ptérygoïdien et tronc temporo-maxillaire).

Sur ce trait d'union se branche une anastomose de la veine ophtalmique inférieure. C'est dire qu'il existe d'étroites connexions entre les nombreuses veines de la paroi latérale du pharynx et les veines de l'orbite, aboutissant au sinus caverneux; il y a, par la voie orbitaire, communication possible entre le système veineux péri-pharyngien et les sinus endocrâniens, communication indirecte en quelque sorte.

Cette communication ne se fait pas, d'ailleurs, par la seule voie orbitaire; il en est une autre plus directe. Dans le vaste rideau veineux, tendu de la scissure de Glaser aux angles du pharynx, dans le plan profond du plexus ptérygoïdien, aboutissent par le trou ovale, par le trou petit rond, les méningées et surtout des émissaires direc-tes du sinus caverneux, sur lesquelles Festal a beaucoup insisté et dont Panas a montré toute l'importance, au point de vue de la propagation aux méninges des infec-tions pharyngées.

Il faut remarquer que l'absence de valvules dans les veines ophtalmiques rend possible les modifications dans le sens du courant. Donders a bien montré qu'à l'état normal le sang veineux circule de l'extérieur vers l'intérieur, de l'angle interne de l'œil vers le sinus caver-neux. Le fait n'a rien d'étonnant, puisque, embryologi-quement, l'œil est une expansion cérébrale, il doit dépen-dre de la circulation encéphalique. L'artère ophtalmique ne vient-elle pas de l'endocrâne ? Dans ce cours normal du sang, des perturbations peuvent se produire. S'il y a surchage du côté des sinus caverneux, l'écoulement de l'orbite se fera par la faciale, la faciale profonde et le plexus ptérygo-maxillaire. Le système ptérygoïdien est donc une voie de suppléance, une voie de décharge de l'endocrâne, voie double par l'orbite et par les veines du trou ovale. Inversement, dans les cas de congestion veineuse du système ptérygoïdien latéro-pharyngien, la circulation pourra s'établir, et l'infection se transmettre, vers l'orbite, vers l'endocrâne.

Enfin, l'ophtalmique supérieure s'anastomose avec les veines des fosses nasales par les ethmoïdales et, accessoirement, par la faciale; l'ophtalmique inférieure communique indirectement avec des rameaux issus du sinus maxillaire.

Ces anastomoses des ophtalmiques avec la faciale expliquent que des furoncles, des anthrax de la face, notamment des paupières et de la lèvre supérieure, provoquent, par la voie orbitaire des thromboses du sinus caverneux. Ces rapports éclairent aussi, et c'est là surtout ce que nous nous proposons de leur demander, le processus pathogénique des thrombo-phlébites orbitaires, qui compliquent souvent les sinusites. On conçoit, grâce à eux, la gravité que présente pour l'orbite et pour la cavité intra-crânienne une phlébite des veines des sinus de la face.

C. — CIRCULATION LYMPHATIQUE.

On n'a pas décrit, jusqu'à présent, les lymphatiques des cellules ethmoïdales; cependant, ils doivent exister et même se réunir avec ceux de la pituitaire, puisque la muqueuse ethmoïdale est un prolongement de cette dernière. D'ailleurs, les lymphatiques du sinus frontal, qui dépendent du réseau de la pituitaire, sont en relation avec les espaces sous-arachnoïdiens du cerveau, par l'intermédiaire des canaux qui traversent les parois osseuses, communications qui expliquent les cas de méningite suppurée ou d'encéphalite consécutifs à des sinusites frontales, sans perforation des parois osseuses.

Les cas d'infection méningée au cours d'une sinusite sphénoïdale, alors que les parois sinusales sont indemnes et qu'il n'y a pas de phlébite du sinus caverneux, ne peuvent s'expliquer que par un rapport des lymphatiques du sinus sphénoïdal avec les lymphatiques endocrâniens.

Les lymphatiques des sinus se rendent à des ganglions situés, les uns, au-devant de l'axis, d'autres, au niveau des grandes cornes de l'os hyoïde, d'autres enfin, aux ganglions sous-maxillaires.

DEUXIÈME PARTIE

DES PANSINUSITES

———

L'infection suppurative ou empyème d'un sinus isolé s'observe rarement, sauf pour le sinus maxillaire dont la position déclive diminue l'action infectante sur les autres sinus. D'autre part, ses rapports anatomiques étroits avec les racines des grosses molaires l'exposent à une source d'infection spéciale.

Cependant, la suppuration isolée peut encore s'observer dans le sinus sphénoïdal; ce fait s'explique par la situation un peu écartée de ce sinus, bien qu'à ce point de vue, il ne soit pas comparable au sinus maxillaire et que le voisinage des cellules ethmoïdales postérieures le rende habituellement solidaire de leurs processus inflammatoires.

Mais l'empyème isolé des cavité frontales et ethmoïdales est tout à fait exceptionnel.

En premier lieu, les rapports anatomiques entre le plancher du sinus frontal et les cellules ethmoïdales anté-rieures expliquent assez la transmission fréquente de l'infection de la première de ces cavités dans les secondes; mais encore, cette transmission exige-t-elle le passage des germes à travers les parois osseuses ou la destruction de ces parois par les progrès de l'ostéite : elle n'est donc pas fatale et exige un certain temps pour se produire. Il n'en est pas de même pour le sinus maxillaire dans lequel se déverse presque fatalement, par l'infundibulum et l'hiatus semi-lunaire, le pus provenant, soit du sinus frontal, soit des cellules ethmoïdales antérieures.

Aussi, peut-on émettre en principe que si l'empyème maxillaire se rencontre isolé, dans la majorité des cas, la réciproque n'est pas vraie et que l'on n'observe guère de cas d'empyème frontal ou fronto-ethmoïdal qui ne s'accompagne de la présence de pus dans le sinus maxillaire. Il est vrai que très souvent, dans ce cas, un simple lavage de l'antre, après extinction du foyer fronto-ethmoïdal, suffit pour y supprimer toute suppuration, c'est qu'alors le pus rencontré dans le sinus maxillaire n'est pas *autochtone;* l'antre n'est pour lui qu'un lieu de passage, qui oppose fréquemment une longue résistance à l'infection. Mais avec le temps, la muqueuse du sinus devient fongueuse et produit du pus pour son propre compte. Dès lors, l'*empyème fronto-maxillaire* est constitué; il y a *polysinusite.*

Tôt ou tard, cette localisation suppurative spéciale se complique de participation des cellules ethmoïdales antérieures, et, si une intervention n'est pas faite à temps, le processus inflammatoire gagnera les cellules postérieures et pourra même s'étendre au sinus sphénoïdal, de sorte que la totalité des cavités sinusales, d'un côté, se trouvera transformée en un vaste foyer suppuratif (Luc).

Mais tout ne se borne pas là; entre les sinus frontaux, aussi bien qu'entre les sinus sphénoïdaux, la cloison de séparation est assez mince pour que les germes infectieux puissent la traverser, alors même qu'elle n'est pas détruite par les progrès de l'ostéite fongueuse.

Il pourra donc venir un moment où aucun des sinus de la face n'échappera au processus suppuratif et alors se trouvera réalisée, au sens propre du mot, la *pansinusite*.

Cependant, d'après Lermoyez, il y a pansinusite quand, à la suppuration fronto-maxillaire, s'associe une infection de l'ethmoïde ou du sphénoïde (1). Et enfin, la suppuration de la totalité des sinus d'une seul côté, peut être considérée comme une *pansinusite unilatérale* (Goris).

---

(1) Lermoyez. Rapport à la Soc. de laryng. de la British med. assoc., 1902.

CHAPITRE PREMIER

ÉTIOLOGIE

———

Les quelques considérations générales précédentes, destinées à définir la pansinusite, nous montrent immédiatement que les causes déterminantes de cette affection ne peuvent pas être différentes de celles qui engendrent les sinusites isolées. La pansinusite se développera sous l'action de la virulence de l'agent infectieux, ou bien à la faveur d'un état général défectueux, soit enfin et surtout parce que la sinusite isolée primitive aura été méconnue ou négligée.

Au point de vue étiologique, nous classerons les pansinusites en deux groupes, suivant qu'elles sont produites par infection directe ou par infection secondaire.

A. — PANSINUSITES PRIMITIVES.

L'englobement des cavités sinusales dans un même processus suppuratif n'est pas explicable uniquement par le mécanisme d'une propagation de proche en proche par foyers successifs. Il est rationnel d'admettre que, sous l'influence d'une même cause infectante générale, un certain nombre, et parfois la totalité des sinus, soient simultanément atteints; mais c'est là un problème de diagnostic étiologique rétrospectif, qui est, le plus souvent, très difficile à résoudre. Aussi, tout en admettant que les sinus se prennent parfois tous en même temps, au cours d'une infection générale, ce qui constitue la *pansinusite aiguë* ou primitive d'emblée, nous classerons dans notre premier groupe les pansinusites dérivant d'un processus infectieux développé primitivement sur plusieurs sinus.

Dans les sinusites primitives, l'infection s'établit par la voie nasale, ou à la faveur d'un traumatisme.

Un *traumatisme* peut infecter les sinus en y introduisant des corps étrangers ou des germes pathogènes. On rapporte des cas de sinusite fronto-maxillaire par coup de brancard (Guisez), coup de pied de cheval, chute sur la face.

Mais, le plus souvent, la sinusite multiple est d'*origine nasale*, ce qui s'explique aisément par les relations étroites qui unissent les sinus aux fosses nasales. Toutes les maladies générales infectieuses peuvent avoir cette conséquence : les fièvres éruptives, la diphtérie, l'érysipèle, la pneumonie, la syphilis, la tuberculose et surtout la grippe.

Ces affections agissent rarement d'une façon directe, mais par l'intermédiaire d'un coryza, auquel elles donnent naissance; d'ailleurs, même dans le cours d'un coryza banal, tous les sinus participent à l'inflammation de la pituitaire. D'autre part, les suppurations nasales par corps étrangers, les interventions intra-nasales septiques sont souvent des causes de sinusites.

La tuberculose des sinus, considérée comme une
rareté, mérite cependant d'attirer l'attention; peu d'auteurs ont observé les sinus des malades morts de tuberculose. Gleitsmann, de New-York, dans une communication récente (7 mai 1907), rapporte les observations
de différents auteurs : Wertheim a trouvé 165 cas de
sinusites sur 306 autopsies de tuberculeux, et 31 cas sur
106 tuberculeux. Minden, 4 cas sur 17 tuberculeux,
Fraenkel, 9 cas sur 48, Oppikofer, 25 cas sur 51. Le plus
souvent, la tuberculose des sinus n'est que l'extension
d'un foyer tuberculeux voisin. Dans 20 cas de sinusite
tuberculeuse observés par Gleitsmann, 12 étaient dus
à des lésions tuberculeuses des os du nez et du maxillaire supérieur. Dans les 8 autres cas, on ne constatait
aucune carie. La plupart des malades étaient des poitri-
naires. Le bacille de Koch fut trouvé, à l'opération, dans
les produits de sécrétion. Il s'agit, le plus souvent, de
sinusite maxillaire; cependant, l'auteur cite 4 cas de
sinusite frontale et un cas de sinusite sphéno-ethmoïdale,
qui aboutit plus tard à une pansinusite (*Revue Hebd.
d'oto-rhino-laryng.*, 1907).

B. — PANSINUSITES SECONDAIRES.

Elles sont consécutives à l'infection primitive d'un
sinus, qui est, le plus souvent, le sinus frontal ou le sinus
maxillaire, et presque jamais le labyrinthe ethmoïdal;
c'est sur ce dernier, au contraire, que s'étend secondai-
rement le processus infectieux. La pansinusite secondaire est donc souvent d'*origine sinusale*, cependant,

elle dépend fréquemment d'une infection du sinus maxillaire par voie dentaire. Chez certains sujets, la racine
des grosses molaires pénètre dans le sinus. La carie dentaire amènera donc facilement la suppuration de cette
cavité, avec infection possible des autres sinus : c'est la
pansinusite *d'origine dentaire*.

CHAPITRE II

PATHOGÉNIE

Le mécanisme de l'évolution d'une pansinusite s'explique clairement par les relations anatomiques qui existent d'une part, entre les différentes cavités sinusales, et, d'autre part, entre les fosses nasales et ces cavités. Ces relations, que nous nous sommes efforcé de mettre en évidence dans la première partie de ce travail, peuvent se faire directement, soit par des orifices normaux, soit par des déhiscences, ou bien elles se font indirectement, à travers une paroi intacte, par les voies vasculaires ou lymphatiques. En un mot, l'infection se propage par *continuité* ou par *contiguïté*.

Nous avons déjà dit que les cellules ethmoïdales ne s'infectent presque jamais primitivement, ce qui s'explique aisément par ce fait qu'elles sont enclavées au milieu des cavités sinusales; le point de départ d'une pansinusite siégera donc toujours dans l'un des sinus frontaux, maxillaires ou sphénoïdaux; nous sommes conduit par là à considérer, dans le processus pathogénique de la pansinusite, trois mécanismes : le premier, à point de départ frontal; le second, d'origine maxillaire, et le troisième, à début sphénoïdal. Une fois expliqués ces trois mécanismes, nous n'aurons plus qu'à montrer de quelle façon la pansinusite unilatérale devient bilatérale, par propagation aux sinus du côté opposé.

Cette division nous paraît la plus logique, parce qu'elle est conforme aux données de la clinique.

I. — Pansinusite à point de départ frontal.

C'est un cas fréquent. D'abord, l'infection du sinus frontal se fait aisément, qu'elle soit d'origine nasale ou d'origine traumatique. En second lieu, les sinus frontaux, par leur situation, dominent à ce point les autres cavités qu'on pourrait, par rapport à ces dernières, les comparer à une forteresse tenant sous ses feux plusieurs vallées.

La propagation peut se faire simultanément ou successivement par plusieurs voies :

1° Par le *labyrinthe ethmoïdal antérieur*. Par suite d'un épaississement considérable de la muqueuse du sinus frontal, ou de la formation d'abondants myxomes au niveau du méat moyen, ou par le fait d'une formation exubérante de fongosités farcissant littéralement le sinus et le canal qui lui fait suite, le pus éprouve des difficultés croissantes à s'en écouler. Si l'on se rappelle le voisinage intime, avec le sinus frontal, des cellules ethmoïdales antérieures, qui, souvent, le pénètrent, on conçoit avec quelle facilité l'infection envahira ces dernières. Peut-être faudrait-il invoquer ici les parentés embryologiques des cavités ethmoïdales et frontales pour expliquer la fréquence de cette propagation, qui est telle, qu'on peut admettre ce principe : toute sinusite frontale un peu ancienne infecte l'ethmoïde antérieur.

D'autre part, les orifices des cellules antérieures dans le deuxième méat peuvent être inoculés par les sécrétions purulentes du sinus frontal.

2° Par le labyrinthe ethmoïdal en totalité.

On voit rarement le labyrinthe ethmoïdal postérieur s'infecter par la voie du labyrinthe antérieur; les deux groupes sont presque toujours isolés; cependant, nous rappelons ici les trois cas rapportés par Sieur et Jacob, où les cellules antérieures et postérieures communiquaient par des orifices percés dans les cloisons.

Dans ce cas, l'infection peut se généraliser à toutes les cavités ethmoïdales. Il faut compter aussi avec les déhiscences possibles. Mais, en général, l'infection de l'ethmoïde total, par le sinus frontal, est plus lente à se produire que celle du sinus maxillaire.

3° Par le sinus maxillaire.

Nous avons déjà eu l'occasion de montrer combien sa position déclive l'expose à recueillir le pus qui s'échappe du sinus frontal par le canal nasal; nous rappelons que l'orifice nasal de ce canal et l'ostium de l'autre sont mis en communication directe par la gouttière de l'unciforme. C'est la voie la plus ordinaire par laquelle se constituent les sinusites fronto-maxillaires.

4° Par le sinus sphénoïdal.

Le sinus frontal ne saurait infecter directement le sinus sphénoïdal. Il ne peut le faire que par l'intermédiaire de l'ethmoïde postérieur et la propagation d'une sinusite ethmoïdo-frontale à la cavité sphénoïdale est assez fréquente.

II. — *Pansinusite à point de départ maxillaire.*

La sinusite maxillaire est très fréquente, qu'elle soit d'origine nasale ou d'origine dentaire; si elle doit se propager aux autres cavités et constituer une pansinusite, le mécanisme de cette affection se fera par voie ascendante, c'est-à-dire en sens inverse du précédent.

Il résulterait, d'expériences récemment publiées par Cozzolino, de Naples, qu'il peut se faire une diffusion de l'écoulement du pus, du sinus maxillaire, au sinus frontal, par aspiration capillaire de l'infundibulum, la tête restant debout (*Revue hebd. d'oto-rhino-laryngologie*, 1907). Parfois aussi, le pus maxillaire, gêné dans son écoulement par des accumulations polypeuses, au niveau du méat moyen, reflue dans le front, à la faveur du décubitus dorsal. Mais c'est par la muqueuse que se propage l'inflammation, suivant la même voie de l'ostium au canal frontal, par la gouttière de l'unciforme; la réalité de ce processus est souvent démontrée au cours des opérations fronto-maxillaires, par la constatation d'une traînée de fongosités, s'étendant d'un sinus à l'autre, suivant le trajet en question. Ce mécanisme explique la diffusion de la sinusite maxillaire au sinus frontal, sans écoulement de pus d'un sinus à l'autre, mais par altération progressive de la muqueuse, altération qui ne peut manquer de s'étendre simultanément au groupe des cellules ethmoïdales, dont les orifices débouchent dans l'infundibulum.

Une fois établie la sinusite fronto-maxillaire, la pansinusite évolue comme dans le type frontal.

Enfin, c'est ici le cas de rappeler les rapports immédiats que peut avoir le sinus maxillaire avec, d'une part, les cellules ethmoïdales, et, d'autre part, le sinus sphénoïdal. Nous avons signalé dans la première partie l'existence possible d'un prolongement palatin de la cellule ethmoïdale postérieure, insinué entre le sinus maxillaire et le sinus sphénoïdal. Ce prolongement, suivant l'expression de Sieur et Jacob, joue le rôle de *cellule-tampon*. Tantôt cette cellule s'ouvre dans le sinus maxillaire, dont elle constitue alors le prolongement palatin, prolongement qui vient se mettre en contact avec la partie antéro-externe et inférieure du sphénoïde; tantôt, et le plus souvent, son ouverture se fait dans le sinus sphénoïdal. Il est évident qu'une telle disposition anatomique explique la possibilité de la transmission d'une sinusite maxillaire aux cellules ethmoïdales et au sinus sphénoïdal.

De fait, dans la plupart des cas de pansinusite, l'attention se trouve d'abord attirée vers le sinus maxillaire et il semble bien que le plus souvent ce sinus soit le siège du début du processus pathologique.

Chez la malade de M. le professeur Rollet (obs. X), l'infection a probablement débuté par une ancienne sinusite maxillaire, en raison des lésions constatées sur le rebord alvéolaire, puis s'est propagée aux cellules ethmoïdales et au sinus sphénoïdal dans une poussée aiguë.

La transmission s'est-elle faite par la muqueuse ? C'est possible, malgré l'éloignement des orifices du sinus sphénoïdal et des cellules ethmoïdales postérieures. Cependant, il semble plus vraisemblable d'admettre l'infection des cellules ethmoïdales comme l'intermédiaire entre la sinusite maxillaire et la sinusite sphénoïdale, en s'appuyant sur les rapports que nous venons de rappeler entre les cellules ethmoïdales et les sinus maxillaire et sphénoïdal.

III. — *Pansinusite à point de départ sphénoïdal.*

Ce mécanisme se réalise rarement. Nous le signalons parce qu'il est possible et que, d'ailleurs, il peut passer inaperçu.

L'influence de la cause infectante générale s'étend, le plus souvent, à plusieurs sinus à la fois; l'empyème sphénoïdal coexiste avec celui des autres cavités. Dans le cas seulement où les cavités, simultanément prises sont les cellules ethmoïdales postérieures, on est autorisé à admettre une infection de voisinage, sans pouvoir établir lequel des deux foyers a infecté l'autre.

Tissier prétend qu'en examinant un ozène, au début, on trouvera toujours une lésion intéressant le plus souvent les cellules ethmoïdales ou le sinus sphénoïdal; on peut, dans ce cas, supposer que l'infection du sinus sphénoïdal s'est faite accidentellement à l'occasion des irrigations nasales, en dirigeant le jet liquide vers la région supérieure de la cavité nasale, d'autant plus que chez les sujets en question, les cornets étant le plus souvent atrophiés, l'orifice du sinus se trouve mal protégé contre le danger de la pénétration du liquide chargé d'éléments septiques (Luc).

Quand le sinus sphénoïdal est pris, l'infection peut se

propager par les cellules ethmoïdales postérieures, quelquefois aussi par le sinus maxillaire, dans le cas où le sinus possède un prolongement qui occupe la totalité de l'apophyse orbitaire du palatin, les deux sinus sphénoïdal et maxillaire sont alors en contact, séparés seulement par une mince cloison osseuse.

IV. — *Transformation de la pansinusite unilatérale en bilatérale.*

C'est la terminaison habituelle de chacun des mécanismes précédents. Le passage peut se faire suivant trois modes différents :

1° Le plus souvent, la sinusite frontale primitive devient bilatérale. La cloison intersinusale des sinus frontaux est d'une minceur extrême; elle ne saurait opposer une barrière sérieuse à une suppuration active et de longue durée.

Elle présente parfois des déhiscences: cependant, on a rarement observé, dans les cas d'empyème, une communication directe entre les deux sinus.

Il faut aussi envisager le cas où les deux sinus frontaux sont pris simultanément.

2° Le passage peut s'opérer par une sinusite maxillaire double; l'existence de cette sinusite a été très discutée, cependant, il est logique d'admettre que les deux sinus maxillaires peuvent s'infecter, simultanément, par voie nasale ou par voie dentaire.

3° La propagation d'un sinus sphénoïdal à l'autre est possible, le septum intersinusal est généralement très mince. Hajek et Zuckerkandl ont rapporté des cas de déhiscence de cette cloison.

4° Enfin, la pansinusite unilatérale étant constituée, l'infection se propage aux sinus, du côté opposé, suivant l'un des mécanismes précédents; c'est le cas le plus rare.

CHAPITRE III

SYMPTOMES, DIAGNOSTIC, PRONOSTIC

I. — *Symptômes.*

La pansinusite n'est pas une entité morbide. Nous avons montré, dans le chapitre précédent, comment elle s'établit, ordinairement, par un processus infectieux de longue durée, affectant successivement les différents sinus et à point de départ le plus souvent maxillaire ou frontal. La symptomatologie sera donc faite de tous les signes par lesquels se manifestent isolément les différentes sinusites, et c'est précisément leur réunion plus ou moins complète chez un même malade, qui sera caractéristique de la pansinusite.

Nous diviserons les symptômes en signes fonctionnels et signes physiques.

1° *Signes fonctionnels.*

Le malade se plaint de *moucher* et de *cracher du pus*. L'écoulement nasal purulent, plus marqué le matin, au réveil, et surtout lorsque le sujet penche la tête en avant, se fait *par les deux narines.*

Cet écoulement, jaunâtre ou verdâtre, assez abondant, grumeleux, laisse sur le mouchoir des taches qui rappellent celles du pus blennorragique.

Le malade se mouche très souvent; celui de Herbert Tilley (obs. XIV) souillait cinquante mouchoirs par semaine. Pendant le sommeil, le pus descend dans l'œsophage ou le larynx, et il produit parfois des troubles digestifs ou respiratoires, dont l'origine est longtemps méconnue.

Souvent aussi, ce sont des *croûtes* épaisses que le malade se plaint d'avoir dans l'arrière-gorge et qui l'obligent à un *raclage* constituant bientôt une sorte de tic.

La *cacosmie subjective* est également un signe assez fréquent; le malade a dans le nez une mauvaise odeur que son entourage ne perçoit pas; cependant, la sécrétion est souvent d'odeur fade et repoussante.

La douleur est un symptôme à peu près constant; elle peut manquer, témoin la malade de Durand (obs. XIII) : c'est exceptionnel.

La douleur se manifeste, le plus souvent, sous la forme de *céphalées violentes*, douleurs gravatives au niveau du front, du vertex, de l'occiput, à la racine du nez, dans l'orbite; parfois même, le malade souffre de toute la tête. Ces douleurs augmentent, s'il incline la tête en avant ou sur les côtés, s'il se mouche ou éternue, si on pratique une percussion, même légère, sur la paroi antérieure d'un sinus. On note parfois des névralgies dans le domaine de l'ophtalmique et du sous-orbitaire. La douleur se complique souvent de troubles optiques, bourdonnements, battements sifflements, et de phénomènes nerveux variés : vertiges, torpeur, perte de la mémoire, inaptitude au travail, troubles mentaux. Le sens olfactif est souvent diminué et parfois aboli.

2° *Signes physiques*.

Ils sont fournis par la rhinoscopie antérieure et postérieure, et par la diaphanoscopie.

On voit la pituitaire rouge, tuméfiée, surtout au niveau des cornets moyen et inférieur. Souvent, des traînées de pus crémeux s'étalent entre les cornets et se répandent sur la cloison et le plancher. Ce pus, enlevé avec de la ouate, reparaît presque aussitôt, il s'écoule par les narines, si le malade vient à pencher la tête en avant. On peut voir aussi des croûtes verdâtres, jaunes ou noirâtres, qui, lorsqu'on les enlève, laissent apparaître des fongosités saignantes. Enfin, habituellement, cette suppuration chronique s'accompagne de la formation de bourgeons charnus et de polypes, qui obstruent les fosses nasales.

À tous ces symptômes reconnus par le rhinologiste, il faut ajouter ceux qui affectent l'appareil orbito-oculaire et qui amènent souvent le malade à la consultation d'un oculiste. Ils sont très fréquents et nous ne pouvons les séparer de la symptomatologie des pansinusites, sans la rendre incomplète; mais nous ferons de ces signes oculaire une simple énumération, nous proposant d'y insister longuement dans le chapitre suivant.

Les trois grands symptômes qui apparaissent simultanément sont l'*œdème palpébral*, le *chémosis* et l'*exophtalmie*. L'œdème précède souvent les deux autres.

Il faut y joindre la *gêne* dans les mouvements de l'œil et la *diplopie*, conséquences du déplacement du globe.

La *névrite du nerf optique*, avec atrophie de ce nerf entraînant une *diminution* notable de l'*acuité visuelle*, avec *rétrécissement du champ visuel*, et parfois amau-

rose totale et définitive. A l'examen du fond d'œil, on note l'hyperémie et l'œdème de la papille.

On peut observer aussi la parésie ou la paralysie des muscles par compression ou destruction de leur nerf moteur et, conséquemment, du *strabisme*.

Dans les cas d'accidents aigus, au milieu de phénomènes généraux, frissons, fièvre intense, insomnie, crise de névralgie orbito-faciale, on a du *larmoiement*, de la *photophobie*, du *blépharospasme*, de la *rougeur* et de la *tuméfaction des paupières*, l'*infection de la conjonctive*, de la *kératite*, du *myosis*, et parfois de la *mydriase*, de l'*asthénopie accommodative*.

II. — *Complications.*

Nous ne parlerons pas ici du retentissement des pansinusites sur l'orbite; sa fréquence en fait une partie de la symptomatologie de ces affections comme nous l'avons précédemment signalé. Nous entendons par complications des pansinusites l'extension du processus infectieux principalement au crâne et aux organes qui s'y trouvent contenus. Ces complications peuvent être classées de la manière suivante :

1° L'ostéomyélite diffuse des os du crâne;

2° La méningite et la méningo-encéphalite;

3° L'abcès du cerveau;

4° La thrombo-phlébite des sinus crâniens.

Cependant il faut y ajouter des névralgies du trijumeau fort douloureuses et rebelles au traitement d'usage : des érysipèles de la face dus aux streptocoques du sinus maxillaire.

Enfin des troubles mentaux : congestion cérébrale, alternatives d'excitabilité et de mélancolie, lassitude, inaptitude au travail, symptômes qui pourraient faire penser à la neurasthénie.

La malade de A. Durand (obs. XIII), nous présente un tableau frappant d'ostéomyélite et de thrombo-phlébite des sinus crâniens compliquant une pansinusite opérée.

OBSERVATION I

Arnold KNAPP. (*Arch. of otolog.*, vol. XXXII, n° 3,) Résumée dans la *Revue hebdomadaire d'oto-rhino-laryng.*, 1904.

Pansinusite.

La malade, une jeune femme de 21 ans, avait subi plusieurs opérations pour des polypes du nez. Elle présentait une déformation caractéristique de la face, due à une ethmoïdite générale (ostéomyélite), associée à un empyème de *toutes les cavités accessoires du nez*. Une ostéomyélite du frontal se déclara ensuite; elle se propagea en arrière jusqu'à la portion squameuse du temporal et occasionna un abcès épidural avec thrombose du sinus sigmoïde et pyohémie mortelle.

Les malades de Caubet et Cruault (obs. XI), de Rollet (obs. X), ont fait de la méningite suppurée de la base, la première avec phlébite de la veine ophtalmique droite.

Les cas de méningite ou de méningo-encéphalite compliquant les sinusites se rencontrent très nombreux dans la littérature de ces affections; la même remarque s'applique aux thromboses sinusiennes. Les abcès du cerveau sont assez fréquents; ils compliquent le plus sou-

vent l'empyème frontal, plus rarement la sinusite sphénoïdale. L'infection endocrânienne, d'abord localisée
aux régions contiguës, se manifeste sous forme d'une
méningite ou d'une encéphalite suppurée, mais, comme
le fait remarquer Luc, si ces lésions ne sont pas combat-
tues par une prompte intervention, elles s'étendent peu
à peu à des régions plus ou moins éloignées de leur point
de départ.

OBSERVATION II

RAMOND. (*Bull. Soc. anatom. de Paris*, t. XII.)

Jeune homme de 17 ans. A la suite d'une petite incision
pratiquée dans la région cervicale droite pour une adénite
suppurée, survient un érysipèle qui envahit les fosses nasales et la peau du nez. L'érysipèle semblait devoir évoluer
sans complications; néanmoins, on remarquait que le malade, antérieurement d'un caractère doux et tranquille,
devenait irritable et entrait dans de grandes colères. Le
dixième jour, tous les accidents semblaient terminés,
quand la température monte brusquement à 40°2. Agita-
tion, mouvements saccadés, pupilles inégales. Le lendemain, à ces signes viennent s'ajouter un strabisme convergent, de la raideur de la nuque et de la rétraction du ven-
tre. Mort dans le coma deux jours après.

A l'autopsie, *sinusite fronto-maxillaire double*, surtout
prononcée à droite. *Abcès du cerveau, du volume d'une
grosse noix, à la pointe du lobe frontal droit*, contigu au
sinus correspondant, et séparé du frontal uniquement par
les méninges épaissies; pus sanieux et sanglant.

Présence de pus blanc grisâtre dans les méninges, aussi
bien à la base qu'à la convexité, mais moins épais à gauche.

Méningite cérébelleuse et bulbaire.

Pas de thrombose des sinus veineux.

Les exsudats des cavités frontales et des méninges renfermaient de nombreuses chaînettes de streptocoques à l'état de pureté. Les cultures, sur les divers milieux, rappellent, par leurs caractères, celles du streptocoque de l'érysipèle, et l'inoculation sous la peau d'un lapin donne naissance à un érysipèle expérimental typique.

Il est facile de suivre le processus infectieux : érysipèle de la face primitif, rhinite secondaire avec polysinusite fronto-maxillaire; abcès du cerveau consécutif à la sinusite frontale, méningite généralisée.

Enfin, relativement aux complications *cérébro-psychiques* des maladies des sinus, Stuchy, de Lexington (*Med. Record.*, 24 novembre 1900), rapporte onze cas de troubles mentaux qui coïncidaient avec des sinusites maxillaires, frontales sphénoïdales, simples ou combinées, et qui furent guéries par l'intervention sur les sinus malades.

III. — *Diagnostic.*

On peut distinguer trois cas :

1° Le malade a de violentes céphalées, de l'obstruction nasale, de la cacosmie, il mouche et crache du pus, il va consulter un rhinologiste.

2° Les symptômes nasaux sont absents ou si peu intenses qu'ils échappent aux malades; mais il y a de l'exophtalmie, du chémosis, de l'œdème palpébral, sa vue a baissé depuis quelque temps : il s'adresse à l'oculiste.

3° Enfin, un malade atteint de tous ces troubles simultanément se présentera à l'un ou à l'autre spécialiste suivant les symptômes qui l'auront le plus frappé.

Dans tous ces cas le problème à résoudre est toujours le même, il faut répondre à cette double question :

1° Le malade a-t-il une sinusite ?

2° La sinusite étant reconnue, s'agit-il d'une sinusite isolée, d'un polysinusite ou d'une pansinusite ?

Nous sortirions de notre cadre si nous entreprenions l'étude des symptômes des sinusites et des procédés de diagnostic applicables à chacune. Nous rappelons les moyens dont dispose le spécialiste : rhinoscopie antérieure et postérieure, résection du cornet moyen, lavage-sondage et ponction exploratrice pour les sinus maxillaire et sphénoïdal.

Nous supposons donc confirmée l'existence d'une sinusite.

Reste à savoir s'il y a *pansinusite*.

Hajek dit qu'affirmer d'emblée, au premier examen d'un nez qui suppure que tel ou tel sinus est atteint, c'est sûrement se tromper. Pour définir la source d'une rhinorrhée, ce n'est souvent qu'au bout d'un mois, après des examens répétés, après ponctions et lavages explorateurs de plusieurs sinus, qu'on peut hasarder une hypothèse qui ait quelque apparence de raison.

Combien plus encore cette réserve s'impose-t-elle à propos du diagnostic qui nous reste à faire.

Les anamnestiques ont ici une importance capitale. Il s'agit toujours d'un malade qui présenté depuis plusieurs mois, et plutôt depuis plusieurs années des signes d'infection nasale : céphalées violentes, névralgies rebelles, rhinorrhée fétide, obstruction nasale (obs. X, XII, XIV), ou encore (obs. XI), dans certains cas à marche rapide compliquant une maladie infectieuse, les phénomènes se succèdent au cours même d'un traitement temporisateur (obs. XIV).

C'est dire que le malade est toujours soumis à une série d'examens, quelquefois fort longue. Tous les procédés de diagnostic des sinusites ont été appliqués. On a constaté l'obscurité des sinus frontaux et maxillaires, la ponction de ces derniers par le méat inférieur a été positive. Le pus s'écoule des deux narines, il y a des croûtes et du pus dans le naso-pharynx.

Enfin l'intensité de la douleur céphalique et la présence des symptômes précédemment énumérés viennent fixer l'opinion du praticien : il s'agit d'une pansinusite.

Souvent même le diagnostic peut se faire avec quelque vraisemblance devant un malade qui, avec un état général grave, accuse des signes certains de sinusite frontale ou maxillaire. Si ces affections sont déjà anciennes, on peut être sûr, en principe, que les autres sinus sont pris, ou tout au moins les cavités ethmoïdales.

Encore ne faudrait-il pas croire que ce diagnostic à longue échéance puisse toujours se faire aisément. La confusion peut avoir lieu avec d'autres affections (obs. XII), en particulier lorsque, l'infection sinusale évoluant insidieusement, l'attention se trouve attirée sur les complications plutôt que sur les signes propres de la sinusite, dont le malade lui-même s'est à peine inquiété. De ces complications, dont nous avons précédemment parlé, les unes sont plus rares : ce sont les ostéites, les ostéomyélites des os du crâne; d'autres plus fréquentes, sont les thromboses des sinus crâniens, les méningites, les abcès du cerveau; d'autres enfin sont habituelles : nous voulons parler des symptômes orbito-oculaires des sinusites. Depuis que, dans ces dernières années, l'attention a été attirée sur ces manifestations, on voit de plus en plus le diagnostic des sinusites se faire dans les cliniques ophtalmologiques sur des malades qui s'y présentent parce qu'ils souffrent surtout de troubles oculaires. Cependant beaucoup d'observations de sinusites complexes ne signalent rien du côté de l'œil. Le fait se produit souvent; mais néanmoins nous avons l'impression que parfois ces symptômes importants passent inaperçus pour des observateurs qui ne croient pas devoir s'y intéresser. Cette omission est regrettable et si, dans des cas particuliers, l'importance des signes oculaires s'efface devant la prépondérance des autres symptômes, il n'en est pas moins vrai qu'il en résulte, au point de vue général du diagnostic des sinusites, une déformation du sens clinique.

IV. — *Pronostic.*

Il ne faut pas compter sur la guérison spontanée d'une pansinusite. C'est une affection très grave par elle-même; elle entretient pendant fort longtemps un vaste foyer de suppuration au sommet des voies digestives et respiratoires où pourront pénétrer les sécrétions septiques; de ce fait le malade est souvent amené à un état de cachexie profonde. D'autre part, la céphalalgie tenace et généralement très intense peut conduire le sujet à l'hypocondrie.

Mais ce qui assombrit surtout le pronostic c'est la menace des complications nombreuses et fréquentes des infections sinusiennes, complications d'autant plus sévères qu'elles portent sur des organes essentiels et très délicats.

Enfin, le traitement même de la pansinusite, qui se fait en plusieurs séances et dure toujours très longtemps, peut, par lui-même, constituer un danger pour le patient, en l'exposant à des complications. Témoin la malade de Durand qui, à la suite d'une cure radicale, fait une ostéomyélite du frontal et une thrombo-phlébite suppurée des sinus crâniens (obs. XIII). On peut, avec l'auteur, se demander, si, en face d'un sujet présentant une tare pathologique affaiblissante, albuminurie, diabète ou tuberculose, on doit tenter la cure radicale d'une pansinusite ou se contenter de le soulager en libérant ses fosses nasales.

CHAPITRE IV

MANIFESTATIONS ORBITO-OCULAIRES DES PANSINUSITES

Si l'on veut bien se rappeler quels rapports intimes de voisinage existent entre l'orbite et les cavités sinusales, on comprendra que les processus pathologiques développés dans ces derniers doivent fréquemment retentir sur la cavité orbitaire. En haut et en avant, le sinus frontal s'étend parfois sur la plus grande partie du plafond de l'orbite, dont le plancher se confond avec la paroi supérieure du sinus maxillaire; latéralement et du côté interne, les cellules ethmoïdales ne sont séparées de l'orbite que par l'os planum; en arrière, le sinus sphénoïdal affecte avec le sommet de l'orbite de tels rapports que, dans des cas assez fréquents une portion de la paroi antérieure du sinus entre dans la constitution de la paroi orbitaire. Enfin la cavité nasale elle-même, dont les sinus sont des dépendances, se met en haut et en dehors en rapport avec l'orbite et communique avec lui par le canal lacrymal.

On appelle souvent les sinus de la face *cavités accessoires du nez*, nous ne répugnons point à cette désignation conforme aux données de l'embryologie, mais, nous plaçant au point de vue pathologique, nous lui faisons ce reproche : elle nous éclaire sur l'étiologie des sinusites en laissant dans l'ombre les manifestations orbito-oculaires dont la fréqence n'est pas douteuse.

Nous n'insistons pas sur l'appellation de *sinus de la face*, proposée par Tillaux; outre qu'elle ne correspond à rien, à notre point de vue, l'auteur admet lui-même qu'elle n'est pas conforme aux faits anatomiques (1).

Il ne s'agit point ici de discuter sur les mots; notre but, moins mesquin, est de fixer d'un trait la physionomie pathologique des sinus et, pour cette raison nous proposons, comme l'a déjà fait Terson (Congrès de la Société française d'Ophtalmologie, 1902), de les réunir sous le nom de *cavités ou sinus naso-périorbitaires*. Dès lors, le processus infectieux qui s'étendra sur l'ensemble de ces cavités sera une *pansinusite périorbitaire*.

Cette manière de voir se justifie non seulement au point de vue anatomique par la situation juxta-orbitaire des sinus, mais encore au point de vue clinique, par l'importance des symptômes que nous allons maintenant examiner.

I. — *Fréquence des troubles orbito-oculaires dans les pansinusites.*

Sur les sept observations que nous rapportons comportant huit cas de pansinusites, une seule (obs. XIII) signale l'absence de troubles visuels, trois n'en parlent pas (obs. XII et XIV), et enfin (obs. I, X, XI. XV) ces

____

(1) Tillaux. *Traité d'anat. topog.*, 10e éd., p. 266.

symptômes, déjà indiqués dans la XV° sont notés avec soin dans les trois autres.

Si, sur ces données, nous voulions faire de la statistique, nous dirions que les troubles oculaires s'observent au cours des pansinusites dans le rapport de 50 pour 100.

C'est peut-être ici le cas de répéter que les statistiques ne prouvent rien, tant elles sont malléables et façonnées suivant les tendances du spécialiste, rhinologiste ou ophtalmologiste, qui les établit.

D'après M. le professeur de Lapersonne, pour un rhinologiste, sur cent sinusiens, à peine un ou deux sont justiciables d'un examen ophtalmologique. Pour l'oculiste, au contraire, le chiffre des complications orbito-oculaires sera très élevé parce que les malades qui se présentent à lui se plaignent de troubles visuels et de douleurs orbitaires, sans attirer l'attention du côté des fosses nasales. C'est en partant des premiers symptômes que le spécialiste a dépisté la pansinusite (obs. IV) de Hajek).

Aussi, nous est-il impossible de fixer par un rapport la fréquence des phénomènes orbito-oculaires dans les pansinusites. Nous ne pouvons que souhaiter, dans un intérêt scientifique, voir disparaître les préférences personnelles devant la nécessité clinique d'établir nettement la symptomatologie de ces affections.

Les troubles oculaires au cours des sinusites et surtout des pansinusites, doivent être très fréquents si l'on en juge par le nombre toujours croissant des cas rapportés dans les observations récentes, depuis que l'attention a été plus particulièrement fixée sur ces complications. Il faut penser aussi que les pansinusites évoluant souvent pendant des années, il doit arriver que des troubles oculaires passagers et peu intenses se manifestent à l'insu de l'observateur.

Toute complication oculaire comporte un pronostic sérieux, elle peut être le point de départ de lésions produisant la perte de la vision et, par l'orbite, l'infection peut se propager à l'encéphale.

II. — *Etude clinique des lésions orbito-oculaires.*

De toutes les classifications qui ont été faites de ces phénomènes morbides aucune n'est satisfaisante.

Kuhnt se plaçant au point de vue pathologique considère :

1° Des troubles mécaniques;

2° Des inflammations secondaires par le transport de germes ou par diffusion de leurs toxines;

3° Des troubles fonctionnels sans lésions appréciables.

Guillemain et Terson ont simplifié cette division en ne considérant que :

1° Des complications vasculaires;

2° Des complications nerveuses.

Mais un grand nombre d'organes appartenant au système orbito-oculaire peuvent être lésés en même temps par l'infection pansinusienne; d'autre part, au point de vue clinique, il est souvent difficile de classer dans une catégorie déterminée un symptôme dont l'existence peut relever autant de causes mécaniques que de phénomènes inflammatoires; enfin, très souvent à un symptôme vasculaire prédominant vient s'adjoindre un cortège d'autres symptômes nerveux.

Il nous semble donc préférable d'adopter une classification anatomique, quitte à la compléter par un groupe comprenant les troubles fonctionnels dont le siège organique est difficile à préciser. Nous examinerons successivement :

1° Les lésions orbitaires;

2° Les lésions des annexes de l'œil;

3° Les lésions du globe oculaire, membranes, milieux et nerf optique;

4° Les troubles fonctionnels.

A. — Lésions orbitaires.

a) La forme la plus commune des complications sinusiennes est l'*abcès de l'orbite*.

Observation III

Schmiegelow. (*Société danoise d'oto-rhino-laryng.*, février 1903.)

Trois cas de phlegmon de l'orbite d'origine sinusienne.

I. — Jeune homme qui, au mois d'août 1901, se plaint subitement d'avoir des douleurs dans le côté gauche de la figure; il garde la sensibilité à la pression, au niveau de la fosse canine et du globe de l'œil. Un peu plus tard, exophtalmie et rhinorrhée fétide. Le malade s'empresse d'entrer dans un service de chirurgie générale, où on lui ouvre l'orbite et le sinus maxillaire; le dernier seul contient du pus. Le globe oculaire cependant ne revient pas à sa position normale, au contraire, l'exophtalmie a l'air de progresser. On incise le long du rebord susorbitaire; un abcès sous-périostique est mis à nu et évacué, le sinus frontal et les cellules ethmoïdales sont ouvertes et curettées. L'exophtalmie restant toujours la même, le malade nous est adressé.

Diagnostic probable : nécrose du labyrinthe ethmoïdal. J'élargis l'ouverture qu'on avait pratiquée au niveau de la fosse canine, et je curette soigneusement tout le sinus, ainsi que les cellules ethmoïdales, en enlevant tout ce qui est malade ; comme traitement consécutif, je prescris des lavages à faire par la fosse canine laissée ouverte. L'œil reprend sa place et tout va bien ; la parésie du droit interne persiste cependant jusqu'à ce jour.

II. — Enfant de 10 ans ; se plaint d'avoir mal à la tête depuis quinze jours ; la paupière supérieure du côté gauche aurait commencé à gonfler il y a une semaine. L'œil est fortement projeté en avant ; le gonflement occupe surtout la région fronto-orbitaire. Il y a de la fluctuation. Incision le long du rebord orbitaire, collection sous-périostique, trépanation au point d'élection ; il n'y a pas de sinus frontal, mais par contre un tissu spongieux contenant du pus, qui est facile à curetter. Quelques jours après, la paupière inférieure se gonfle à son tour et doit être incisée. Guérison.

III. — Une jeune fille de 18 ans, traitée à l'hôpital pour une bronchectasie, se plaint un jour d'avoir mal à l'œil droit. La paupière supérieure s'œdématie, il y a de l'exophtalmie et un chémosis assez prononcé ; la percussion des sinus frontaux et maxillaires est manifestement douloureuse ; il y a du pus dans le méat moyen.

Lavage des sinus et pansements humides.

Tout rentre dans l'ordre.

L'abcès orbitaire se révèle donc par trois grands symptômes : *œdème palpébral, exophtalmie* et *chémosis.* Ces phénomènes dénotent la gêne de la circulation de retour : ils coïncident presque constamment avec l'immobilité du globe, du strabisme, dépendant de troubles mécaniques de propulsion; du ptosis, de la mydriase, des paralysies musculaires dans le domaine du moteur oculaire commun.

OBSERVATION IV

HAJEK. (*Patholog. und Therapeut.*)

H..., 30 ans, a perdu autrefois l'*œil droit* pour traumatisme. Quatre jours avant son entrée à l'hôpital, le malade a ressenti des douleurs très vives dans l'*œil gauche*, et a eu des frissons.

Actuellement, le 28 février, on note du côté gauche : de l'exophtalmie, de la rougeur et de l'œdème des deux paupières, du chémosis, de la déviation du globe en dehors et en avant. Il y a de la diplopie et du myosis.

Au toucher, on sent : de la rénitence dans le voisinage du bord inféro-interne de l'orbite; une pseudo-fluctuation obscure et une sensation de mollesse au niveau du bord inféro-externe; une tumeur molle à l'angle supéro-interne. Cette exploration est douloureuse.

A l'examen ophtalmoscopique, la papille est saillante et floue; il n'y a pas d'hémorragie visible. La vision est très diminuée.

Comme traitement, on prescrit des applications chaudes et le repos au lit.

Deux jours après (le 2 mars), une tumeur est visible entre le globe oculaire et l'angle interne des paupières. Fièvre.

Le 7 mars, épistaxis.

Le 9 mars, une incision profonde de la paupière inférieure gauche donne issue à du sang putride, mais pas de pus; ce dernier ne se montre que deux jours après et par l'incision et *par le nez*.

Le liquide injecté par l'incision orbitaire sort par la narine gauche, et on songe alors à une lésion d'origine nasale.

Hajek pratique l'examen rhinoscopique le 16 mars.

En relevant le lobule du nez, on aperçoit des polypes affleurant la narine gauche. Il les enlève à l'anse froide; beaucoup de pus fétide s'écoule; lavage au permanganate de potasse.

Après une autre séance d'extirpation des polypes, l'exophtalmie diminue, le globe oculaire redevient mobile.

Mais la sécrétion purulente ne disparaissant pas, un morceau de la tête du deuxième cornet hypertrophié fut réséqué, et le labyrinthe antérieur largement ouvert. Dès lors, la guérison fut rapide.

Le phlegmon de l'orbite est le plus souvent d'origine frontale ou ethmoïdale; parfois l'infection se propage par le sinus maxillaire. Du côté du sinus sphénoïdal, cette lésion se rattache toujours à une thrombo-phlébite caverno-orbitaire. Il existe ordinairement non une cavité remplie de liquide purulent mais une infiltration du tissu rétro-oculaire qui paraît imbibé de pus (E. Moreau).

Ces phlegmons compliquent parfois une sinusite aiguë, au cours ou dans la convalescence d'une grippe infectieuse, d'une rougeole, d'un érysipèle. Les signes surviennent alors brusquement avec état général grave pouvant simuler une méningite (Panas, Luc, de Lapersonne, Bourgeois). La guérison s'obtient sans fistule persistante à condition que la cavité du sinus ne soit pas remplie de fongosités. C'est le type de l'abcès métastatique.

La forme la plus commune est celle qui se produit

dans l'empyème chronique; c'est la *forme pansinusienne*. L'exophtalmie se développe alors lentement avec œdème progressif des paupières (obs. XI), cet abcès vient s'ouvrir à l'extérieur et donne lieu à une fistule persistante, de durée parfois illimitée et qui peut être suivie de rétractions cicatricielles. Ces phlegmons sont en général d'origine frontale ou ethmoïdale.

Cependant l'abcès orbitaire peut provenir du sinus maxillaire par ostéite nécrosante du plancher de l'orbite. Plus tard, la suppuration fuse vers la joue, vers l'arrière-cavité des fosses nasales, vers la fosse ptérygo-maxillaire, vers la branche montante du maxillaire supérieur, ou bien, les sinus supérieurs étant pris à leur tour, la carie détruit la paroi supérieure du sinus frontal, une partie du sinus sphénoïdal, d'où la production de méningo-encéphalite suppurée ou d'abcès du lobe frontal.

Les complications cérébrales sont dues, dans ces cas, à la participation des sinus supérieurs. Par le sinus frontal, se produit l'abcès intra-cérébral; par les cellules ethmoïdales, la méningite suppurée; par le sinus sphénoïdal, la thrombo-phlébite du sinus caverneux.

b) Des cavités fronto-ethmoïdales, quand on les ponctionne, s'écoule parfois un liquide filant qui provient d'une tumeur occupant ces cavités : c'est le *mucocèle.*

Le mucocèle s'accompagne en général de troubles oculaires qui conduisent le malade chez l'oculiste.

Observation V

Hulke. (*Arch. internat. laryng.*, 1894.)

Domestique, 22 ans, présente au niveau de l'*angle interne de l'orbite gauche* une tumeur oblongue, fluctuante, subluxant le globe oculaire en dehors et en avant. La partie supérieure de la tumeur semble faire corps avec le frontal; en arrière, elle plonge dans la profondeur de l'orbite.

Dans l'orbite droit, une tumeur, siégeant à la partie supéro-interne de la voûte, subluxe le globe oculaire droit en avant et en dehors. Cette tumeur est fistuleuse et appartient au sinus frontal droit.

L'abcès du sinus frontal fut ouvert. Puis la tumeur de l'orbite gauche fut, elle aussi, ponctionnée. Il s'en écoula du pus colloïde; la cavité était tapissée par une membrane lisse et vasculaire. Il n'y avait pas de communication avec le sinus frontal.

Lavage au permanganate de potasse, etc.; guérison quatre mois après.

Ordinairement molles, très fluctuantes, ces tumeurs évoluent le plus souvent vers l'orbite, par suite de la faible résistance de la lame papyracée de l'ethmoïde. Elles peuvent subluxer le globe oculaire en dehors et en bas, ou en avant. Lorque la lame papyracée est refoulée mais non résorbée, la tumeur qui occupe l'angle interne de l'orbite est dure, elle peut être recouverte d'une lamelle osseuse assez résistante, pour faire croire à une exostose.

M. le professeur Rollet considère l'hyperostose comme un excellent signe d'empyème chronique sinusien.

Sous l'influence de poussées inflammatoires légères

de la muqueuses et du périoste, la mince lamelle osseuse, doublée de la muqueuse, s'hypertrophie. Au contraire, lorsque le tissu osseux a disparu, la tumeur est fluctuante.

B. — Lésions des annexes de l'œil.

On n'observe guère de lésions de la glande lacrymale; Galesowski en rapporte un cas.

Les *dacryocystites* sont très fréquentes. Elles peuvent s'expliquer au début par la rhinite hypertrophique, qui coïncide si fréquemment avec les empyèmes. Plus tard, l'infection se propage directement au canal nasal et au sac lacrymal.

Observation VI

Antonelli. (*Soc. franç. d'ophtal.*, février 1900.)

Mlle M..., 25 ans, est atteinte de larmoiement et d'une tumeur lacrymale de l'œil droit (avril 1899).

Le canalicule supérieur a été fendu, il y a quelques mois, dans toute sa longueur. Le sondage est impossible par le canalicule supérieur; une injection poussée par le canalicule inférieur ne passe pas.

La tumeur lacrymale est du volume d'une fève. Elle est molle, non réductible, très peu douloureuse. Elle siège dans l'angle interne de l'orbite et est séparée en deux moitiés, supérieure et inférieure, par le ligament palpébral interne.

Elle est assez mobile sur le plan osseux orbitaire. Rien dans la fosse nasale correspondante; ethmoïde et sinus sains.

Le diagnostic porté est celui d'abcès de l'orbite, à marche chronique, et consécutif à une dacryocystite.

L'abcès est ouvert par une incision de 2 centimètres, concentrique à la tête du sourcil, faite d   'o sillon orbito-palpébral et s'arrêtant au niveau de la c   nissure interne ; issue d'une grande quantité de pus.

Le périoste orbitaire est en certains points détruit, et l'on sent avec la sonde plusieurs points osseux dénudés et rugueux.

Pendant deux mois, la cavité tend à se fermer, et la guérison paraît proche, lorsque les signes d'ethmoïdo-sinusite aiguë éclatent et nécessitent une opération complète pratiquée à l'hôpital Saint-Antoine en septembre.

La malade, revue un mois après, est guérie sans déformation de la région.

Il persiste un léger larmoiement.

OBSERVATION VII

RAOULT. (*Soc. franç. d'otol. et de rhinol.*, 1894.)

Il s'agit d'un enfant de 8 ans, qui présentait une fistule en dedans de l'angle interne de l'œil gauche et du larmoiement. Tous les signes faisaient croire à une lésion du sac lacrymal ; mais il y avait du pus dans les fosses nasales. Deux opérations furent nécessaires pour guérir le malade ; dans la dernière, Raoult enleva à la curette la lame orbitaire de l'ethmoïde et les cellules ethmoïdales nécrosées.

Nous rappelons les rapports intimes du groupe ethmoïdal de la gouttière de l'unciforme, avec le sac lacrymal que nous avons signalés dans notre description anatomique, rapports qui expliquent les lésions du sac lacrymal au cours d'ethmoïdites parfois méconnues, comme le prouvent les observations précédentes.

Les dacryocystites peuvent compliquer l'empyème frontal, plus souvent encore, la sinusite maxillaire, ce qu'expliquent très bien les rapports du canal nasal avec l'antre d'Highmore.

Comme complications des annexes de l'œil, on a observé encore la paralysie du grand oblique, par suite d'une lésion de la paroi inférieure du sinus frontal; des paralysies transitoires ou définitives du releveur de la paupière supérieure, du droit supérieur et du droit interne.

C. — Lésions du globe oculaire.
MEMBRANES, MILIEUX TRANSPARENTS, NERF OPTIQUE.

Fish (*Archiv. für Augenheilkunde*. V. 411, 1905) rapporte sept observations de ces lésions au cours de diverses sinusites (1).

1° Iritis séreuse, œdème rétinien, hypérémie de la papille. Sinusite frontale purulente.

2° Kéralite interstitielle. Œdème de la rétine. Sinusite frontale séreuse.

3° Choroïdite double avec liquéfaction du corps vitré. Sinusite frontale chronique; poussée aiguë de sinusite suppurée à la suite de l'influenza.

4° Uvéite à la suite d'un empyème des sinus frontaux. Guérison par évacuation spontanée de l'empyème frontal.

5° Névrite optique (rétrécissement concentrique du champ visuel), œdème des paupières, hypérémie conjonctivale, le tout, guéri par le sondage-lavage du sinus frontal gauche.

6° Hypérémie conjonctivale, parésie, de l'accommo-

____

(1) *Annales d'oculistique,* 1905.

dation, soulèvement central de la rétine (acuité visuelle : 0,1).

Empyème frontal gauche.

7° Cellulite orbitaire gauche. Kératite à hypopyon, œil inéclairable. L'œil droit présente une légère iritis et des troubles du corps vitré. Carie des os du nez. Forte diminution de l'acuité visuelle ($\frac{1}{80}$), rapidement améliorée par le traitement nasal. L'œil gauche devient amaurotique, l'œil droit garde définitivement une acuité de deux tiers.

Dans tous ces cas, le lien de cause à effet existant entre les sinusites et les affections oculaires est confirmé par le traitement nasal.

L'auteur insiste sur la coexistence des sinusites avec des altérations inflammatoires du tractus uvéal.

a) Iritis. — Ziem a, le premier, attiré l'attention sur les iritis à rechutes, les irido-choroïdites avec troubles du cristallin et du corps vitré, qui surviennent parfois au cours des sinusites. Il admettait, pour les expliquer, une congestion veineuse passive, une sorte de stase dans les veines de l'orbite et, par conséquent, dans le réseau des veines ciliaires.

Les veines de l'iris, unies aux paquets veineux des procès ciliaires, vont rejoindre le réseau veineux de la choroïde, au niveau de l'ora serrata; or, ce réseau choroïdien aboutit à quatre canaux, qui traversent la sclérotique pour se jeter dans les veines ophtalmiques. Que, dans ces dernières, un obstacle à la circulation de retour vienne à se produire, la théorie de Ziem devient applicable; elle expliquerait aussi les hypérémies de la papille et certaines névro-rétinites par congestion, dans le réseau des veines ciliaires.

Mais les inflammations du tractus uvéal s'expliquent beaucoup mieux par l'intervention d'une cause infectieuse. Si l'on se rappelle les relations des veines ophtalmiques avec la circulation veineuse des sinus périorbitaires, on comprendra la possibilité de la production d'une iritis par infection sinusienne et thrombo-phlébite consécutive.

b) Névrite optique. — Elle est fréquente dans les pansinusites; son origine est le plus souvent sphénoïdale; elle peut provenir aussi des sinusites maxillaire ou ethmoïdale. La névrite optique s'accompagne de *papillite*. A l'examen du fond d'œil, on perçoit une papille saillante, œdémateuse, grisâtre (malade de Rollet, obs. X), des veines tortueuses.

L'amblyopie est très marquée et aboutit souvent à la cécité complète par atrophie papillaire.

OBSERVATION VIII
PANAS. (*Arch. d'ophtalm.*, mars 1895.)

Homme, 31 ans, en avril 1894, souffre d'une molaire supérieure droite et se met à moucher du muco-pus. Le vendredi 13 avril, dans la matinée, perte complète de la vision de l'œil droit, en même temps, douleurs violentes dans tout le côté droit de la face, la pommette et la région orbitaire. En quelques heures, infiltration de la conjonctive, des paupières et de la joue.

Le lundi 16 avril, œdème violacé des paupières droites et de la joue du même côté; chémosis considérable, exorbitis; globe immobile; veines rétiniennes distendues, non pulsatiles; vision nulle.

Incision de la paupière, qui donne quelques gouttes de pus; le lendemain, extraction de la première grosse molaire droite, et perforation de l'alvéole, qui donne issue à un pus extrêmement fétide provenant du sinus maxillaire; un grand lavage ramène du pus caséeux. L'état de l'orbite restant le même, on agrandit l'incision palpébrale, qui donne issue à du pus, et permet de constater la dénudation de la voûte du sinus maxillaire. D'ailleurs, une injection faite par la plaie orbitaire ressort en partie par le nez, et quand le malade se mouche, l'air sort par la même voie.

A dater de ce moment, amélioration rapide, quand, au bout de quinze jours, apparaissent une céphalée intense et des douleurs à la nuque et dans le cou; frissons, vomissements et fièvre. Ces symptômes vont en s'aggravant, bien que rien de nouveau ne se soit montré du côté du sinus.

Mort brusque huit jours après.

Autopsie. — Pus verdâtre dans le sinus frontal droit, sans perforation de ses parois; dans le lobe frontal correspondant, pus sanieux; perforation ayant les dimensions d'une lentille au niveau de la voûte orbitaire, et infiltration de l'ethmoïde et de la petite aile du sphénoïde par du pus noirâtre. Pas de pus dans le sinus sphénoïdal droit. Entre le périoste de la cavité orbitaire et l'os, vaste espace où se trouve collecté du pus, absence de thrombo-phlébite des veines et des sinus caverneux. Le globe oculaire enlevé, on constate que le *sinus maxillaire communique largement avec la cavité orbitaire.* Quant à la perforation de la voûte, elle siège vers le tiers interne de la suture sphéno-frontale, dans le *voisinage du canal optique.*

Or, l'examen histologique du nerf optique, pratiqué ultérieurement, a permis de constater qu'il *avait été comprimé dans le canal optique enflammé,* d'où l'amaurose brusque, l'épanchement d'une certaine quantité de liquide dans sa gaine, la décoloration de la papille par résorption myélimique, et une altération wallérienne à marche ascendante vers la moitié opposée du chiosma et vers la bandelette optique gauche.

§ — 93 —

OBSERVATION IX

P^r DE LAPERSONNE. (*Arch. d'ophtalm.*, 1899.)

Névrite optique avec stase. — Sarcome sphénoïdal avec infection.

Il s'agit d'un homme de 48 ans, qui se présente le 13 janvier 1899 pour un trouble considérable de la vue du côté gauche, puisqu'il distingue à peine les doigts à 50 centimètres. L'examen ophtalmoscopique ne révèle aucune lésion de l'œil droit dont l'acuité visuelle est normale, tandis qu'à gauche nous constatons tous les signes de la *névrite optique avec stase :* papille saillante de coloration grisâtre, vaisseaux enfouis dans l'œdème papillaire volumineux et tortueux en dehors de la papille; il existe un large scotome central, et ce n'est que par la périphérie que le malade distingue péniblement les doigts.

Recherchant la cause de cette stase papillaire unilatérale, nous apprenons que le trouble de la vue s'est produit subitement en quelques jours, et il y a une huitaine de jours. Il a été précédé de douleurs assez violentes dans la tête et dans tout le côté gauche de la face. Poursuivant notre interrogatoire, nous finissons par savoir que, depuis quelque temps, cet homme a fréquemment des saignements de nez, par la narine gauche, qui est le siège d'un *écoulement muco-purulent.* Un examen rhinoscopique superficiel nous fait reconnaître des masses fongueuses de ce côté.

Nous adressons le malade à notre collègue Gandier, qui reconnaît que le méat moyen de ce malade est rempli de fongosités saignant au moindre contact, principalement dans le tiers postérieur.

Les sinus frontal et maxillaire ne sont pas obscurs. Les fongosités sont curettées et tamponnées à plusieurs reprises donnant lieu chaque fois à une abondante hémorragie.

Le méat moyen bien débarrassé, on constate nettement

que l'hémorragie et que l'écoulement muco-purulent sanieux viennent de l'orifice du sinus sphénoïdal du côté gauche, dans la partie la plus reculée du méat moyen. D'autre part, l'examen microscopique a fait reconnaître que les masses fongueuses enlevées à la curette étaient composées par du sarcome à cellules rondes.

L'œdème papillaire et le volume des vaisseaux ont diminué, mais la vision est entièrement abolie et la lésion marche lentement, vers l'atrophie ; l'œil droit a conservé une vision parfaite.

Ces observations, en y joignant celle du malade de M. le professeur Rollet (obs. X), nous semblent présenter clairement le mécanisme de la névrite optique, et faire assez prévoir quelle doit être la fréquence de cette complication au cours des pansinusites.

Le canal optique se trouve, en effet, en rapport avec la voûte de l'antre d'Highmore, dont la perforation, sous l'action du processus infectieux sinusien, permet la propagation au canal, avec compression et altération du nerf optique. Ce nerf peut être touché par la sinusite ethmoïdale, surtout quand les cellules ethmoïdales postérieures se trouvent avoir avec le nerf optique des rapports très étendus. On peut voir parfois la cellule ethmoïdale postérieure se prolonger dans la petite aile du sphénoïde et la creuser d'une cavité, dans laquelle fait saillie le canal optique ; telle a dû être la disposition anatomique, dans le cas de Panas (obs. VIII).

Le nerf optique peut n'être séparé de la cellule que par une lame osseuse aussi mince qu'une feuille de papier à cigarettes, présentant de nombreuses déhiscences, fait constaté par Sieur et Jacob, chez un homme de 49 ans.

Enfin, le canal optique n'est séparé de la cavité sphénoïdale que par une lame osseuse papyracée, avec des déhiscences fréquentes, qui mettent en contact la gaine du nerf optique avec la muqueuse sphénoïdale. Dans certains cas, de fins pertuis vasculaires unissent les enveloppes optiques au revêtement muqueux sphénoïdal. Une inflammation aiguë de la muqueuse au cours d'un coryza pourrait donc atteindre les gaines du nerf optique, sans production de pus, sans que, par conséquent, la rhinoscopie postérieure pût donner aucun renseignement.

D'après Berger et Kaplan, l'inflammation sinusienne peut se transmettre au nerf optique de trois façons :

1° Par lésions d'ostéite de la paroi du canal optique.

2° Par les déhiscences établissant le contact entre la muqueuse du sinus et les gaines du nerf.

3° Par voie indirecte, l'inflammation passant du sinus aux méninges, et de là, aux gaines du nerf optique.

Key et Retzius, Cunéo et André ont démontré que les espaces périméningés sont unis à la pituitaire par des gaines lymphatiques; on peut donc, par analogie, admettre aussi une pareille communication de ces espaces avec la muqueuse des sinus, ce qui constituerait un quatrième mode de propagation de l'infection sinusienne, la voie lymphatique.

Outre la névrite dite *par stase*, il existerait une autre forme : *la névrite rétrobulbaire infectieuse* de Parinaud; elle se distingue par l'absence ou la faible intensité de l'œdème papillaire, l'amaurose subite ou le rétrécissement du champ visuel et des douleurs rétro-oculaires très vives. Elle aboutit cependant à l'atrophie de la papille, et, avec elle, à la cécité complète.

7 va

C. — Atrophie optique.

Cette lésion, qui est l'aboutissant fréquent des névrites optiques est un symptôme de première importance pour le diagnostic d'une inflammation sphénoïdale; il sera donc également précieux, pour reconnaître une pansinusite. Au cours d'une sinusite fronto-maxillaire, qu'il survienne une cécité rapide et unilatérale, on devra penser que le sinus sphénoïdal est pris; il y aura pansinusite, d'autant plus qu'il s'agit toujours, dans ce cas, d'atrophies papillaires consécutives à de la sinusite chronique.

D. — Troubles fonctionnels.

Larmoiement, asthénopie accommodative, rétrécissement du champ visuel sont des symptômes fréquents des pansinusites, dont il est difficile de trouver la cause dans les lésions des parties constituantes du système orbito-oculaire.

a) Le *larmoiement* a été très souvent observé dans les sinusites fronto-ethmoïdales et maxillaires, cependant, une observation de M. le professeur Rollet en fait mention dans un cas de sinusite sphénoïdale, associée à des lésions d'ethmoïdite. En somme, c'est un signe qui doit faire penser plutôt à des lésions du système sinusien antérieur.

On a voulu expliquer la production de ce trouble par des phénomènes réflexes, dont le point de départ serait la muqueuse sinusale, réagissant comme la muqueuse nasale; le réflexe suivrait ensuite la voie du trijumeau pour gagner le bulbe et agir de là sur les nerfs sécrétoires.

Faut-il, avec Ziem, invoquer la congestion passive de tout le système veineux orbito-oculaire ? Il vaut mieux se rappeler les connexions parfois si intimes du canal lacrymo-nasal avec les cellules ethmoïdales, et admettre une infection locale par contiguïté, ou même par continuité, la propagation se faisant des sinus au canal lacrymal, par la voie de la muqueuse nasale. Au niveau de l'orifice de ce canal, dans le méat inférieur, la muqueuse est riche en tissu érectile; ce tissu, en s'hypertrophiant dans les inflammations de la pituitaire, gène l'écoulement des larmes et favorise l'infection ascendante des voies lacrymales. Les cas de larmoiements, attribués à des dacryocystites, ne sont pas rares, qui relevaient d'une inflammation sinusienne ou nasale. Nous rappelons ici l'observation d'Antonelli (obs. VI et VII), et celle de Raoult, déjà citées à propos des dacryocystites.

Il faut donc, en clinique, faire systématiquement un examen des fosses nasales, chez tout malade atteint d'affections de la conjonctive et des voies lacrymales.

b) Asthénopie accommodative.

On peut, avec Panas, l'attribuer aux toxines microbiennes, capables de produire les troubles les plus variés: mydriase, amblyopie, amaurose transitoire; mais dans une pansinusite, point n'est besoin d'invoquer l'infection générale, il est bien plus simple de s'arrêter à l'infection locale, qui se transmet si facilement d'un sinus à l'autre.

L'asthénopie s'accompagne toujours de quelques troubles oculaires consistant en mouches volantes, scotomes plus ou moins durables.

c) Rétrécissement du champ visuel.

On l'a observé surtout dans les sinusites maxillaires, moins dans les sinusites frontales.

Un malade de M. le professeur Rollet, dont l'observation est rapportée par E. Moreau, présentait, avec une sinusite sphénoïdale, un rétrécissement unilatéral, sans altération du fond d'œil.

À part quelques troubles d'origine mécanique, la cause générale de ces phénomènes est l'infection. Toutes les sinusites sont d'origine infectieuse. La propagation du processus infectieux à l'ensemble des cavités périorbitaires est un fait assez démonstratif par lui-même pour nous dispenser d'aller chercher plus loin l'explication de l'extension à l'orbite de ce processus.

Relations de contiguïté et de continuité normale ou pathologique, relations vasculaires, tout est disposé pour créer une véritable solidarité entre les organes orbitaires et les cavités sinusiennes.

Si les preuves cliniques sont nombreuses en faveur de la propagation à l'orbite d'une sinusite isolée, combien, à plus forte raison, cet envahissement des organes orbitaires doit-il se produire plus facilement quand tous les sinus sont infectés. Aussi, l'observation attentive des manifestations oculo-orbitaires de chaque sinusite est-elle bien souvent une confirmation de l'existence d'une pansinusite.

CHAPITRE VI

TRAITEMENT

Nous avons déjà admis, avec Luc, que tous les sinus peuvent être atteints en même temps par une même cause infectante. Mais, en général, il n'en est pas ainsi et la pansinusite s'installe lentement. Dans ces conditions, il y aurait le plus grand intérêt à prévenir une affection aussi grave, en instituant le traitement préventif, la *prophylaxie des pansinusites*.

I. — *Prophylaxie*.

D'après Delavan (*Journ. of. the Améric. méd. assoc.*, 21 février 1903), le traitement préventif est possible quand on connaît bien les causes prédisposantes et occasionnelles des sinusites.

a) Causes prédisposantes. — Tout ce qui gêne le drainage de la moitié supérieure des fosses nasales, les malformations de cette région, par les troubles congestifs qu'elles entraînent, prédisposent aux sinusites.

Qu'une sinusite aiguë apparaisse dans de telles conditions, d'une part, l'attaque sera longue et sévère, d'autre part, au lieu de guérir spontanément, comme cela aurait lieu avec un nez normal, la sinusite devient chronique et peut, dès lors, évoluer vers la pansinusite.

Les déviations de la cloison, les malformations du cornet moyen, les fractures du septum avec déplacement diminuant le diamètre transversal des fosses nasales agissent de la même façon.

A noter encore, le catarrhe hypertrophique de la cloison et toutes les déformations du cornet moyen.

b) Causes occasionnelles. — Elles sont variées. L'inflammation peut survenir au cours de la pneumonie, de la diphtérie, de la rougeole, de la fièvre typhoïde, de la variole, de la méningite cérébro-spinale. Elle complique fréquemment la grippe, l'érysipèle de la face; en ce qui concerne cette dernière affection, on peut se demander si parfois elle n'est pas due elle-même aux suppurations intra-nasales.

Les sinusites peuvent compliquer également les affections chroniques des fosses nasales : ulcère de la cloison, tuberculose des fosses nasales, tumeurs. Quant aux polypes du nez, ils sont souvent la conséquence de sinusites chroniques.

Il faut noter encore, comme cause importante, la carie des molaires supérieures et toutes les interventions intra-nasales.

On trouve, dans le pus de ces sinusites, les microbes les plus variés : d'abord, et plus communément le streptocoque, puis le diplocoque de la pneumonie, le pneumobacille de Friedlænder, le bacterium coli, parfois le bacille de Koch.

c) Traitement préventif. — La prophylaxie consistera donc à corriger toutes les malformations nasales et à redoubler d'attention lorsque le malade est atteint d'influenza, principal facteur des sinusites.

Les sinusites et surtout leur généralisation reconnaissant le plus souvent pour cause un drainage défectueux, il faut instituer un traitement dès le début d'une affection aiguë, sujette à se compliquer de sinusite.

Le traitement local doit, avant tout, ne pas irriter la muqueuse nasale.

On nettoiera donc les cavités nasales avec une solution d'une substance indifférente, nettoyage suivi d'attouchement de la muqueuse, à la cocaïne à 4 %, pour en amener la rétraction. Dans quelques cas, on se trouvera bien de l'emploi de l'adrénaline.

Le traitement local sera continué, au besoin, plusieurs jours de suite, durant lesquels le malade gardera la chambre et même le lit (*Revue hebd. d'oto-rhino-laryng.*, 1903).

II. — *Traitement de la pansinusite.*

La présence de sinusites périorbitaires multiples chez un même malade complique beaucoup les indications de l'intervention chirurgicale, et en augmente les difficultés.

Les deux malades de Bryant (obs. XII) ont pu cependant bénéficier d'un traitement simple : lavages du nez, ablation du cornet moyen, agrandissement de l'orifice des sinus maxillaires, amélioration du drainage des autres sinus, par un curettage et application d'une solution de nitrate d'argent. Mais l'auteur ajoute que le trailement a duré longtemps et qu'il laisse encore subsister un écoulement muco-purulent.

En général, le traitement de tous les sinus à la fois se fait rarement, parce que le diagnostic de la pansinusite est presque toujours tardif. D'ailleurs, dans les cas les plus fréquents, les sinus se prennent à la longue et successivement. Un malade se présente, par exemple, avec une sinusite frontale double, sans aucun signe du côté des autres sinus; on l'opère et, plus tard, les autres sinus sont pris, ce qui conduit à une deuxième, une troisième intervention.

En principe, même dans le cas de pansinusite reconnue, on ne fait pas en une seule séance la cure radicale de cette affection. Le traitement procède par opérations successives.

La malade de Durand (obs. XIII), chez laquelle le diagnostic de pansinusite avait été porté, fut opérée en trois séances : le 14 septembre, première opération, cure radicale des sinusites maxillaires: le 20 octobre, deuxième opération, cure radicale de la sinusite frontale droite: le 30 octobre, troisième opération, cure radicale de la sinusite fronto-ethmoïdale gauche.

Bien plus, il est souvent nécessaire de revenir sur des cavités sinusales réinfectées après une première intervention.

En général, on ne tente donc pas, d'emblée, la cure radicale de la pansinusite. Il s'agit de foyers multiples qu'on attaque les uns après les autres.

Cependant, Luc est d'avis de tout opérer en une seule séance d'anesthésie générale. Il conseille de restreindre toutes les manœuvres préliminaires pratiquées par voie nasale antérieure, à la faveur d'un simple badigeonnage de cocaïne, à l'extraction de toutes les productions myxomateuses, accessibles par cette voie, et à la résection du cornet moyen. Le terrain, dit-il, se trouve ainsi débrayé, en vue du drainage post-opératoire ultérieur, qui devra se faire exclusivement par voie nasale et en vue aussi de la surveillance consécutive des divers foyers, par la rhinoscopie postérieure.

Nous rapportons (obs. XV) le cas de Goris, comme une intervention très hardie de cure radicale, qui fut, d'ailleurs, couronnée de succès.

En nous plaçant dans les conditions les plus générales, quelle sera la ligne de conduite du chirurgien, dans la cure d'une pansinusite ?

Elle dépendra des formes cliniques que nous allons successivement examiner.

A. — Pansinusite a forme descendante.

Dans ce cas, la première opération est généralement faite en vue de la cure radicale de la sinusite frontale double, ou fronto-ethmoïdale. On applique le procédé de Killian et de Luc.

Cette méthode consiste essentiellement à faire une ouverture à la paroi antérieure, une autre à la paroi inférieure du sinus frontal, en ménageant l'arcade orbitaire (pont de Killian); on résèque ensuite la partie supérieure de la branche montante du maxillaire. Alors, les cellules ethmoïdales antérieures se présentent, et on peut les abraser avec une curette, on enlève la partie antérieure du cornet moyen, et si les lésions s'étendent aux cellules

ethmoïdales postérieures et même au sinus sphénoïdal,
on peut les attaquer par la même voie. Le drainage est
assuré par un tube qui entre par la queue du sourcil et
sort par la narine, du côté correspondant.

Devant la persistance de la suppuration, une deuxième
opération s'impose pour la cure de la sinusite maxillaire,
pour laquelle on peut s'adresser au procédé de Caldwel-
Luc.

Dans la description qui en est donnée par Luc (1), l'auteur la divise en six temps :

1° Incision de la muqueuse.

2° Ouverture de la paroi antérieure du sinus.

3° Nettoyage de la cavité sinusienne.

4° Création de l'hiatus artificiel.

5° Installation du drainage naso-maxillaire.

6° Réunion de la plaie buccale.

Le malade étant endormi, on maintient avec un écarteur la lèvre supérieure et la joue. La muqueuse gingivale
est alors incisée jusqu'à l'os, depuis la première grosse
molaire jusqu'à la canine, un peu au-dessous du sillon
gingivo-labial, une rugine met à nu la fosse canine, en
respectant le nerf sous-orbitaire.

Avec une gouge et un maillet, on ouvre, à ce niveau, le
sinus maxillaire et on agrandit la brèche osseuse dans
tous les sens, au moyen d'une pince coupante. L'ouverture doit être assez grande pour permettre l'introduction
de l'index et l'exploration de la cavité, au moyen de
l'éclairage électrique. Cette ouverture permet d'évacuer

---

(1) Luc. *Suppurat ons de l'oreille moyenne et des cavités accessoires
des fosses nasales.* Paris, Baillière, 1900.

les fongosités au moyen de curettes spéciales. Quand l'inspection avec la lampe électrique et l'exploration digitale ont montré qu'il ne reste plus de fongosités, on touche toute la surface osseuse avec une solution de chlorure de zinc au 1/5, et on remplit la cavité d'un tampon de gaze iodoformée. Il faut alors créer un hiatus artificiel pour assurer le drainage naso-maxillaire. On pratique cette résection avec la gouge et le maillet; la muqueuse est enlevée avec le bistouri et une pince à griffes, sinon, un lambeau flottant risquerait d'obstruer ensuite la communication; la moitié antérieure du cornet inférieur est réséquée; on arrive ainsi à supprimer tout le tiers inférieur de la paroi interne du sinus.

On retire alors du sinus le tampon de gaze qui y avait été placé provisoirement et on le remplace par un nouveau, dont une extrémité est insinuée dans la brèche de la paroi interne et amenée jusqu'à la narine, pour permettre, au bout de quatre ou cinq jours, d'extraire tout le tampon par cette voie.

Reste à pratiquer la réunion immédiate de la muqueuse buccale, avec du catgut fin ou du fil de soie, au moyen d'une aiguille de Reverdin, ou d'une aiguille simple, coudée, en commençant par la partie profonde de l'incision.

Au bout de quatre à cinq jours, la mèche de gaze est retirée et un lavage du sinus pratiqué par la brèche de la paroi interne. Les injections à l'eau phéniquée à 1 %, ou à l'eau oxygénée, sont continuées pendant quelques semaines, jusqu'à ce que le liquide ressorte clair, ce qui est l'indice de l'intégrité du sinus.

C'est le procédé qui a été appliqué au malade de M. le professeur Rollet (obs. X), à la malade de M. Durand (obs. XIII).

B. — Pansinusite a forme ascendante.

C'est la pansinusite à point de départ maxillaire. On l'attaquera par l'antre d'Highmore, mais, comme nous l'avons vu, l'infection se propage au labyrinthe ethmoïdal et au sinus sphénoïdal. L'intervention devra donc s'étendre jusqu'à ces cavités.

On opère suivant la méthode de Laurent, Jansen et Furet.

La paroi externe de l'antre étant réséquée, suivant le procédé de Luc, la curette est dirigée au niveau de l'angle postéro-supérieur du sinus; alors, en obliquant un peu en dedans et en haut, on tombe en plein labyrinthe ethmoïdal postérieur, puis, en agrandissant la brèche, on ouvre le sinus sphénoïdal.

Jansen fait sauter à la curette la paroi interne de l'antre et dégage ainsi la partie supérieure des choanes.

Furet ne touche pas au labyrinthe, il ouvre le sinus maxillaire, laisse en dehors les cellules ethmoïdales et applique la gouge directement au-dessus de la choane pour ouvrir le sinus sphénoïdal.

On reproche à cette intervention d'amener des hémorragies abondantes, dont l'hémostase est difficile et qui gênent beaucoup l'opérateur.

On pourra aussi employer, dans les suppurations maxillo-orbitaires, la méthode qu'a proposée et exécutée à diverses reprises, M. le professeur Rollet, le *drainage orbito-buccale* : trépanation du vestibule buccal; drain introduit verticalement dans le sinus maxillaire et ressortant sous l'œil, au niveau du rebord orbitaire inférieur.

G. — Pansinusite a forme ethmoïdale dominante.

Nous n'avons pas admis, dans notre pathogénie des pansinusites, un type à début ethmoïdal. Mais, dans un cas d'infection sinusienne étendue, descendante ou ascendante, il peut se faire que l'attention se trouve surtout attirée vers l'ethmoïdite, particulièrement dans le cas de fusée orbitaire.

Le danger immédiat est dans l'ethmoïde et c'est sur lui que portera l'intervention.

On utilise alors la voie orbitaire et le procédé dit d'*orbitotomie interne*, qui peut très bien s'adapter au curettage de tous les sinus.

Incision en fer à cheval partant du bord sourcilier à l'union du tiers moyen et du tiers interne; elle passe en dedans de la caroncule et s'arrête sur le tiers interne du rebord orbitaire inférieur.

Après section du tendon de l'orbitaire et du muscle de Horner, on récline en dehors, avec la sonde cannelée, le sac lacrymal. Section du septum orbital, puis, le globe oculaire étant écarté, décollement à la rugine du périoste sur l'*unguis* et l'os *planum* qui, parfois nécrosé, présente une brèche purulente. La poulie du grand oblique se présente à la partie supérieure de l'incision. M. le professeur Rollet dépériose le rebord orbitaire, en ménageant la poulie. On excise environ un centimètre de l'os planum. On pénètre ainsi dans les cellules ethmoïdales postérieures. Si le labyrinthe antérieur paraît infecté, on peut, afin d'avoir plus de jour, entamer au davier-gouge, la branche montante du maxillaire supérieur, ce qui donne accès en même temps vers le sinus frontal. Le curettage des cellules ethmoïdales devient alors facile et, de plus, en dirigeant un ciseau étroit en arrière, en dedans et un peu en bas, on ouvre, avec quelques légers coups de maillet, la paroi antérieure du sinus sphénoïdal.

Faut-il drainer la vaste cavité ainsi ouverte ? Luc considère comme inutile le drainage orbito-cutané, en raison de la suffisance du drainage nasal, largement établi; cependant, surtout dans le cas de carie de l'os planum, il vaut mieux établir un drainage de sûreté, pour parer à la suppuration de l'orbite, dont les tissus ont été fatalement infectés.

L'intervention étant unilatérale, il sera nécessaire, en cas de pansinusite complète, de la reprendre sur le côté opposé.

D. — Enfin, la cure radicale de la pansinusite peut se faire, en une seule séance, par le procédé de Goris; nous en rapportons une observation (obs. XV). Il ouvre une large voie sur les sinus antérieurs et permet d'agir à la fois sur tout le système des cavités périorbitaires.

OBSERVATIONS DE PANSINUSITES

OBSERVATION X (inédite).

(Clinique de M. le professeur ROLLET.)

D..., 66 ans, menuisier, entre le 3 août 1906 à la clinique ophtalmologique de M. le professeur Rollet.

Antécédents : pas de ♄♀, pas de ♀⁰.

Trois enfants de santé délicate. La mère n'a jamais eu de fausses couches.

Personnellement : pas de maladies antérieures.

Il y a quinze jours, le malade s'aperçut assez brusquement que l'œil droit était gonflé et douloureux ; la vue avait baissé au point que le malade dut cesser son travail. L'œil gauche était indemne.

Huit jours avant ces phénomènes oculaires, il avait de l'obstruction nasale, se mouchait péniblement et recueillait dans son mouchoir un pus épais.

Depuis plusieurs mois, le malade avait remarqué qu'il se mouchait fréquemment. Pas de croûtes expulsées le matin du rhino-pharynx, ni de pus, en raison de la rétention sinusienne.

Iris et cornée intacts. Réflexes normaux. Légère exophtalmie. Œdème rosé palpebral des paupières supérieure et inférieure. Diplopie croisée due à la parésie du droit interne.

Fond d'œil droit : névrite optique.

Papillite œdémateuse avec grosses veines noires, tortueuses. A gauche : veines un peu volumineuses sans névrite, croissant de pigment.

2 août. — Le sinus maxillaire a été ponctionné, dans le service de laryngologie, par le méat inférieur.

5 août. — Odeur nauséabonde; le malade ne s'en aperçoit pas.

10 août. — Aujourd'hui, V. O. D. G. = 1/2. Il y aurait donc amélioration de la vision depuis que l'écoulement se fait mieux.

Rien aux sinus frontaux, d'après un examen fait dans le service de laryngologie.

14 août. — Opération de Caldwel et Luc, à la chambre noire, par éclairage électrique.

Fermeture de l'ouverture buccale et conservation de l'hiatus artificiel nasal.

16 août. — 48 heures après, ablation de la mèche, longue de 45 centimètres. Lavage du sinus à l'eau oxygénée. Nouvelle mèche introduite dans le sinus. La plaie va bien.

10 septembre. — Le malade a eu un grand frisson. Température, 39°6; des vomissements bilieux. Céphalées intenses, surtout frontales. Obstruction des fosses nasales des deux côtés. Il continue à moucher du pus.

Pouls à 100. Pas de dyspnée. On songe à une méningite suppurée.

Rien aux poumons ni à l'abdomen.

10 septembre soir. — La température baisse (38°5): le malade va mieux; on lui fait son lavage journalier des fosses nasales.

14 septembre. — Le malade reprend de la température sans frissons, avec céphalée (39°8). On porte toujours le diagnostic d'ethmoïdite suppurée avec retentissement méningé.

16 septembre. — Le malade meurt dans le coma, avec 41°3.

Autopsie. — *Sinus frontal droit* rempli de pus. Sinus frontal gauche indemne. *Cerveau :* méningite suppurée envahissant la face inférieure du lobe frontal et remontant à droite et à gauche le long et dans la profondeur de la scissure de Sylvius; le pus suit les gaines des vaisseaux.

Pas d'abcès intra-cérébral. Le pus siège dans les espaces pie-mériens. Rien de sous-duremérien, ni extra-duremérien. Rien dans les ventricules.

La base du crâne, au niveau des étages antérieur et moyen, ne présente aucune altération osseuse, aucune lésion d'ostéite; l'injection méningée s'est faite par les vaisseaux.

Sinus sphénoïdaux : sont tous deux remplis de pus.

Ethmoïde : masse fongueuse où la structure ethmoïdale n'existe plus. On trouve une véritable imprégnation de pus, surtout à droite.

A gauche, l'ethmoïde est envahie également par la suppuration, mais à un degré bien moindre.

Par la brèche intra-crânienne on aperçoit l'hiatus artificiel du sinus maxillaire

Toute la paroi interne de l'orbite droite, l'os planum, se présente, noirâtre, rugueuse, dans un état sphacélique.

Le voisinage si immédiat de ce foyer d'ostéite explique la protusion du globe sans effraction de la paroi interne.

Les deux orbites sont complètement indemnes de tout foyer de suppuration.

Sinus maxillaires : le sinus maxillaire droit est libre; le petit doigt pénètre par la brèche opératoire sans trouver aucune fongosité. Par en haut, après l'évidement de l'ethmoïde, l'orifice est agrandi et l'œil perçoit une cavité maxillaire nette.

Le sinus maxillaire gauche est intact. Le sujet ne présentait plus aucune dent ni chicot à la mâchoire supérieure.

Viscères : complètement normaux, sauf de la congestion aux deux bases des poumons.

OBSERVATION XI

CAUBET et CRUAULT. (*Ann. de laryng.*, 1899.)

*Pansinusite. — Phlébite de la veine ophtalmique droite.
Méningite purulente.*

Thérèse O..., âgée de 24 ans, ne présente rien de particulier dans ses antécédents héréditaires.

Personnellement, bonne santé habituelle.

Janvier 1899. — La malade a une grippe légère, mais ne s'alite pas.

13 avril. — La malade a, dans la soirée, quelques frissons, se plaint de douleurs dans le côté droit de la tête.

18 avril. — La céphalée continue; les douleurs sont toujours très violentes, principalement dans le côté droit de la tête, et particulièrement dans la région orbitaire, les mouvements de l'œil droit sont douloureux, la malade tient ses yeux constamment fermés et semble souffrir quand on l'oblige à les ouvrir.

Pas de température.

25 avril. — Les douleurs de tête irradient toujours du côté droit de la tête, et aussi vers la nuque. Vomissements. Léger mouvement fébrile, 38°2.

28 avril. — Les douleurs de tête prennent subitement une acuité extrême, et arrachent des cris à la malade; elles sont toujours localisées dans le côté droit de la tête et à la région orbitaire. Température : 39°2.

L'œil droit commence à présenter du gonflement des paupières. Grand frisson durant une heure.

29 avril. — Examen de l'œil droit. Gonflement des paupières, chémosis pâle, très prononcé, surtout à la partie externe du globe. Exophtalmie sans aucun déplacement latéral du globe oculaire.

Pupille un peu moins large que du côté opposé, mais réagissant bien à la lumière. Mouvements de l'œil limités et douloureux. Vision suffisante pour lire à 25 centimètres des petits caractères de journal. Cependant, cet œil, qui était le meilleur auparavant (taie moins large), voit un peu moins que celui du côté opposé. Douleurs très accusées à la pression sur le globe et sur son pourtour, particulièrement en haut et en bas; la pression provoque également de la douleur au niveau des nerfs sus et sous-orbitaires.

Douleurs orbitaires spontanées avec élancements.

30 avril. — Examen de l'œil droit. Le chémosis est un peu moins accusé, sauf en dehors, au niveau de la fente palpébrale, où il est aussi plus rouge (effet de la pression des paupières et de l'irritation par les agents extérieurs). Gonflement des paupières plus accusé. Œdème de la paupière inférieure et de la région sous-orbitaire gardant profondément l'empreinte du doigt. Peau de la partie interne de la paupière inférieure pâle, translucide, comme soulevée par de la sérosité. Paupières appliquées sur le globe, ne pouvant en être écartées que très peu au moyen d'un écarteur (sans le chloroforme). Mêmes points douloureux que les jours précédents, mais douleurs plus vives.

Œil presque complètement immobile. Vision très diminuée; ne peut pas lire de gros caractères d'imprimerie; compte les doigts facilement à 1 mètre. Mais il est impossible de faire un examen plus complet à cause de l'état général de la malade.

Opération. — Incision sur la partie inférieure du rebord orbitaire. Le coup de bistouri donne issue à une goutte de pus. La sonde cannelée est enfoncée à 5 centimètres environ, sans donner autre chose et sans faire découvrir de paroi osseuse dénudée en bas ou en dedans.

Température : 39°8.

L'examen du fond d'œil n'a jamais pu être pratiqué, en raison de l'état général de la malade.

Morte deux jours après l'intervention.

Examen bactériologique. — Il s'agissait, dans l'orbite, d'une infection polymicrobienne, par suite de la présence,

dans le pus trouvé à l'opération, de cocci prenant le Gram,
de chaînettes de streptocoques, mêlés à des staphylocoques.
On a trouvé aussi du pneumo-bacille de Friedländer.

Autopsie. — Phlegmon du sommet de l'orbite, sans collection purulente, ne paraissant relié aux lésions méningées que par la veine ophtalmique ou les tissus avoisinants.

Méningite purulente de la base, localisée presque exclusivement au niveau de la scissure de Sylvius droite, à la
face inférieure du cervelet, et seulement du côté droit et
dans la selle turcique. A ce niveau, la dure-mère se décolle
très facilement, et on trouve sur le milieu de la paroi antérieure de la selle un orifice arrondi de 3 ou 4 millimètres
de diamètre, par lequel on pénètre dans un des sinus sphénoïdaux.

Les sinus sont alors ouverts successivement : la cloison
de séparation des deux sinus sphénoïdaux se trouvait à
droite de la ligne médiane et la perforation observée à la
partie antéro-inférieure de la selle turcique communiquait
avec le sinus sphénoïdal gauche.

Le sinus sphénoïdal gauche et les cellules ethmoïdales du
même côté étaient remplis de pus légèrement fétide, noirâtre, avec seulement quelques stries jaunes. La muqueuse
de ces sinus était très épaisse (3 millimètres environ) et
friable.

Le sinus sphénoïdal droit et le sinus frontal gauche
étaient remplis de liquide muqueux clair, dû sans doute à
l'irritation de voisinage.

Le sinus maxillaire gauche contenait du pus.

Première grosse molaire du même côté profondément
cariée et le rebord alvéolaire est manifestement altéré.

Observation XII

Dr W.-S. Bryant. (*The laryngoscope*, 7 juillet 1900.)

Deux cas de pansinusite.

Cas I. — Femme de 47 ans, en observation depuis deux mois. Un rhinologiste distingué, qui avait vu la malade, porta le diagnostic d'abcès du cerveau. Au début : céphalées violentes, et température modérément septique, incapacité absolue de vaquer à ses occupations. Le nez contenait des granulations et des érosions qui ont fait supposer une tumeur maligne ; du pus, provenant apparemment de tous les orifices.

A la diaphanoscopie, obscurité absolue de tous les sinus. Sensibilité de la région susorbitaire. Les lavages du nez, l'ablation du cornet moyen, l'agrandissement de l'orifice des sinus maxillaires, l'amélioration du drainage des autres sinus par un curettage, et l'application d'une solution de nitrate d'argent ont fait disparaître les maux de tête, et à présent le nez est dans un état à peu près normal, sauf un léger écoulement muco-purulent.

Cas II. — Homme de 43 ans. Ecoulement purulent du nez depuis plusieurs années. Céphalées violentes, insomnies, vertiges et irritation mentale. Température normale ; état général médiocre ; obscurité de tous les sinus. Fosses nasales remplies de pus fétide. Après lavage, l'inclinaison de la tête en avant en amène une quantité considérable. Sensibilité marquée à la pression au niveau des deux sinus frontaux.

Le traitement, pareil à celui du premier cas, a duré assez longtemps, mais a eu cependant pour résultat de produire un soulagement notable, bien qu'il existe encore un écoulement muco-purulent non fétide.

Observation XIII

(Communiquée à la Société française d'oto-rhino-laryngologie par
le Dr A. Durand, de Nancy, en mai 1906.)

*Ostéomyélite du frontal, consécutive à une pansinusite
opérée. — Thrombophlébite suppurée des sinus longitudinal, supérieur et latéral. — Mort.*

Cécile I...., âgée de 18 ans, est adressée à la clinique
d'oto-laryngologie de Nancy, le 31 juillet 1905, pour une
obstruction nasale bilatérale, remontant à de longues années, et attribuée à la présence de végétations adénoïdes.

Des renseignements complémentaires établissent que
cette obstruction est totale et que, d'autre part, la malade
mouche une quantité considérable de pus des deux fosses
nasales.

A aucun moment il n'existe de céphalée ni d'autres
symptômes alarmants; la malade se plaint seulement de
l'obstruction nasale et de la sécrétion purulente fétide.

Signalons encore dans ses antécédents, et ceci a, je crois,
une certaine importance dans la genèse de ses accidents,
l'existence de lésions rénales avec albumine, liée à une
chloro-anémie assez profonde, et celle d'une légère indu-
ration bacillaire du sommet gauche, affections pour lesquelles elle est en traitement dans le service de M. le professeur Bernheim.

La rhinoscopie montre à droite une fosse nasale remplie
de polypes, qui obstruent la presque totalité de l'orifice na-
rinal et baignent dans une quantité considérable de pus
blanchâtre et filant; à gauche, obstruction peut-être moins
complète, mais suppuration plus abondante encore, et de
même aspect. La muqueuse rhino-laryngée est tapissée de
la même sécrétion purulente.

Diaphanoscopie positive très nette pour les sinus maxillaires, incertaine pour les frontaux, mais fort suspecte, étant donnée l'abondance de la suppuration.

Des lavages rétronasaux sont alors prescrits, ainsi que de la vaseline mentholée, afin d'assurer un nettoyage aussi complet que possible des fosses nasales avant toute intervention. La cure radicale de sinusites, proposée, est acceptée.

Plusieurs séances furent consacrées à l'extraction à l'anse des polypes nasaux. Leur ablation permit alors de voir la quantité considérable de pus éliminée, tant au niveau de l'infundibulum que du méat supérieur, affirmant le diagnostic de pansinusite porté au sujet de notre malade.

L'intervention chirurgicale fut commencée par la cure radicale des deux sinusites maxillaires, et pratiquée le 14 septembre 1905.

Première opération : *Cure radicale des sinusites maxillaires* (14 septembre 1905).

C'est au procédé de Luc que j'eus recours : trépanation de la fosse canine; curettage des sinus remplis de fongosités et de polypes; destruction à la pince de Lombard de la paroi nasale de l'antre; écouvillonnage au chlorure de zinc; tamponnement à la gaze iodoformée; suture de la plaie buccale.

Les suites opératoires sont bonnes. Pas de réaction thermique. Les mèches nasales sont retirées le 16, deux jours après l'intervention; rien donc d'anormal à signaler.

Huit jours après, des irrigations boratées quotidiennes sont pratiquées dans les sinus par la brèche nasale, avec la canule rétronasale de Moure, et expulsent le pus accumulé, venu des annexes supérieures.

Six semaines plus tard, lorsque la malade fut rétablie complètement, je m'occupai de la sinusite fronto-ethmoïdale droite.

Deuxième opération : *Cure radicale de la sinusite frontale droite* (21 octobre 1905).

Je mis en pratique le procédé de cure radicale que nous publiâmes, M. le professeur Jacques et moi, en août 1903.

Sous chloroforme, une incision curviligne cutanée et périostée est pratiquée depuis le milieu du sourcil jusqu'à un centimètre au-dessus du bord libre de l'os propre droit. Le périoste du lambeau inférieur est ruginé, et le sac lacrymal récliné avec la masse adipeuse de l'orbite. Le plancher du sinus frontal est ainsi découvert, en même temps que la branche montante et l'os propre. Une trépanation à la gouge est faite au niveau de la région antéro-interne du plancher du sinus. La muqueuse apparaît congestionnée et faisant hernie. Ponctionnée, du pus blanchâtre et visqueux s'échappe sous une certaine tension ; un stylet introduit en divers sens délimite un sinus de dimension moyenne.

Puis, à l'aide d'une pince-gouge, tout le plancher sinusien est réséqué, laissant intacte sa paroi antérieure. Curettage de la muqueuse dégénérée, attouchement au chlorure de zinc, mise en place d'une mèche iodoformée protectrice.

L'os propre et la branche montante sont à leur tour gougés, et, par cette brèche, toutes les cellules ethmoïdales et plus loin le sinus sphénoïdal sont curettés à la pince et à la curette.

Ablation de la totalité du cornet moyen, afin d'assurer un large drainage nasal dans la région déclive de la cavité opératoire. Écouvillonnage au chlorure de zinc et mise en place dans le sinus frontal et la cavité ethmoïdo-sphénoïdale de deux mèches iodoformées, sortant par la narine.

Suture intradermique complète. Extraction des mèches deux jours après. Pas d'élévation de température. Légère diplopie pour la vision de côté. Les jours suivants, l'état général est excellent et invite à en terminer avec le sinus frontal gauche.

Troisième opération : *Cure radicale de la sinusite fronto-ethmoïdale gauche* (30 octobre 1905).

Par le même procédé, les sinus frontal, ethmoïdal et

sphénoïdal gauches sont curettés et drainés sans aucun incident opératoire, sans anomalie anatomique à signaler.

Le sinus frontal est de dimensions moyennes, une petite noix environ, l'angle orbitaire n'est pas très accentué, et le diverticule externe ne dépasse pas le milieu de l'arcade orbitaire. Les parois sont épaisses, et l'os, résistant bien à la gouge, est sain.

Même pansement, mêmes suites opératoires immédiatement bonnes. L'état général est satisfaisant. Les sutures ont bon aspect. Aucune douleur frontale. Aucune déformation apparente.

Quinze jours après la dernière intervention, apparaît, à la partie inférieure de la cicatrice du sinus gauche, une petite collection de la grosseur d'un pois, et au niveau de laquelle la pression provoque une légère douleur. Cette collection est ouverte, et, huit jours après, tout est rentré dans l'ordre.

La malade quitte l'hôpital le 25 novembre 1905, et doit encore continuer les lavages nasaux, afin d'éliminer les croûtes qui revêtent les parois des cavités nasales nouvelles. Elle est revue quinze jours après; je remarquais à ce moment un léger œdème de chaque côté de la racine du nez, œdème non douloureux à la pression, que je mis sur le compte du travail de réparation et de troubles de la circulation au voisinage des cicatrices.

Les fosses nasales sont libres, et les sinus sont tapissés d'une muqueuse rosée de bon aspect; quelques angles sont le siège de petits polypes qui sont enlevés au serre-nœud. Des inhalations mentholées sont prescrites, concurremment avec les irrigations nasales.

Vers la fin de décembre, la malade se représente à la consultation; je suis fort étonné de voir le même œdème bilatéral persister et même envahir les paupières supérieures et la racine du nez, sans, du reste, qu'aucune réaction douloureuse ait apparu. Étant donnés ses antécédents néphrétiques, je la priai de m'apporter de ses urines, et je constatai la présence d'une notable quantité d'albumine. Je l'engageai vivement à faire un nouveau séjour hospitalier, ce qu'elle fit le 22 janvier 1906.

Pendant ce dernier mois, des renseignements complémentaires m'apprirent qu'elle avait changé de caractère, était devenue triste, et avait maigri d'une façon notable.

De plus, elle se plaint de faiblesse générale que rien n'explique, et l'œdème, qui, actuellement, remonte au front, s'accroît légèrement.

Elle est très pâle, a peu d'appétit, et l'albumine qu'elle avait à son entrée disparaît bientôt sous l'influence du repos au lit.

A ce moment, 24 janvier, la fièvre fait son apparition et ne quitte plus la malade. Celle-ci ne se plaint d'aucune douleur, si ce n'est d'une douleur assez vive à l'épaule droite, sans gonflement apparent ni rougeur. On ne trouve, au point de vue médical, aucune localisation pouvant expliquer cette persistance de la fièvre, qui varie de 37°5 à 38°, et parfois 39°, pour retomber à 36° et quelquefois s'élever de nouveau à 40°5, et ainsi de suite pendant une dizaine de jours. Les lésions bacillaires constatées l'année précédente n'évoluent pas, et le service médical, hésitant, adresse de nouveau la patiente au service de laryngologie.

L'examen du nez ne révèle aucune lésion ; pas de pus dans les fosses nasales. Pas de troubles généraux, si ce n'est une faiblesse de plus en plus grande, explicable par la persistance de la fièvre. Pas de troubles visuels.

L'œdème persiste toujours, localisé au front, aux paupières et au niveau de la bosse frontale. A la partie inférieure gauche, existe une petite collection fluctuante de la grosseur d'une noisette, douloureuse à la pression. La partie inférieure de la cicatrice gauche est de nouveau le siège d'une petite fistule qui conduit le stylet sur de l'os dénudé. Cette constatation nous décide à intervenir de nouveau, espérant trouver la cause de ces phénomènes morbides.

QUATRIÈME OPÉRATION.— Pratiquée le 6 février 1906.Sous chloroforme, incision au niveau de la cicatrice gauche ; cette incision nous mène rapidement sur de l'os dénudé et friable, se laissant entamer par le bistouri, et d'où sortent des gouttelettes de pus crémeux.

L'étendue des lésions osseuses nécessite une intervention plus large ; l'incision est prolongée vers la droite jusqu'à la queue du sourcil, et une nouvelle incision verticale est pratiquée depuis la base du nez jusqu'à la racine des cheveux.

Les deux lambeaux triangulaires sont ainsi décollés, donnant issue à du pus collecté en certains points, et nous nous trouvons en présence de parcelles d'os mortifié dont l'extraction découvre en plusieurs points la dure-mère épaissie et fongueuse ; chacun de ces séquestres a la surface d'une pièce de 1 franc environ. La racine des os propres est elle-même nécrosée, ainsi que la partie antérieure de la lame criblée.

En poursuivant nos recherches vers le haut, le stylet pénètre dans un canal oblique en haut et en dedans, qui n'est autre qu'une grosse veine diploétique se dirigeant vers le sinus longitudinal, et d'où sort du pus crémeux. Les fongosités sont curettées, toutes les parties osseuses atteintes sont aussi éliminées que possible, et un carré de gaze iodoformée est appliqué entre la peau et l'os, afin d'assurer un drainage très efficace. Une mèche légèrement tassée est également placée dans la veine diploétique signalée plus haut.

Dans la soirée, une injection de sérum de 500 cc. est pratiquée.

Température : 39°5. La nuit est un peu agitée.

7 février. — La malade se plaint de torticolis à droite ; il n'y a rien à ce niveau. Pas de frisson ni de céphalée. Température matin : 39°5. Soir : 39°6. Pouls : 140.

8 février. — Etat général faible. Vive douleur à l'épaule droite. Température : 38°4.

Le pansement est levé. La gaze iodoformée, imbibée de pus, est remplacée. Température soir : 40°2. Pouls : 160.

10 février. — La malade accuse toujours des douleurs au niveau du cou et de l'épaule droite ; pas de céphalalgie, pas de vomissements, mais la fièvre continue à être très élevée. On fait des frictions de collargol.

Dans la région latérale droite du cou, il existe un gonflement très douloureux à la pression.

A l'auscultation, frottements pleuraux et râles fins aux deux bases. Des ventouses sont appliquées. Température matin : 39°8. Pouls : 144. Température soir : 40°4. Pouls : 153.

Deuxième pansement, toujours très imbibé de pus.

11 février. — Même état. Pas de céphalée. La malade garde toute son intelligence. Température : 39°6. Soir : 40°2.

12 février. — Les douleurs cervicales deviennent intolérables et la malade est si faible qu'on ne peut la bouger dans son lit.

Elle tombe bientôt dans le coma. Le soir, coma complet avec résolution musculaire. Température matin : 40°8. Soir : 39°4.

13 février. — Le coma persiste, et la malade meurt dans l'après-midi, en hyperthermie, 42°.

Autopsie. — Cerveau intact, légèrement congestionné. Le *sinus longitudinal supérieur* est entièrement rempli de pus épais, crémeux, adhérant aux parois du sinus. Dans la partie frontale se détache du sinus une veine également remplie de pus, se rendant à une des perforations osseuses ; nous avons parlé de cette veine plus haut.

Au niveau du *pressoir d'Hérophile*, qui est également suppuré, un caillot blanchâtre obture le sinus latéral gauche, qui est de volume restreint.

Le *sinus latéral droit* est dilaté et sa partie horizontale renferme un caillot rouge dont le centre est suppuré. Ses parois sont épaissies, surtout au niveau du pressoir. Dans sa partie pétreuse, le sinus est très épaissi et renferme du pus crémeux jusques et y compris le golfe de la jugulaire.

Dans la région cervicale, et au niveau de la suture occipito-mastoïdienne, foyer purulent entouré d'une zone ecchymotique; ce foyer s'étend entre les muscles de la nuque. La jugulaire laisse écouler du pus.

Lésions osseuses. — Le frontal présente quatre pertes de substance de la grandeur d'une pièce de 1 franc environ. Deux sont situées un peu au-dessous des bosses frontales, et à peu près symétriques; une autre, médiane, un peu plus bas que les deux précédentes, à peine séparée de la perforation droite; une quatrième, médiane également, mais située au-dessous de la précédente, et un peu à gauche, de forme elliptique à grand axe vertical; c'est à l'angle supérieur de celle-ci que s'ouvrait la veine dont j'ai parlé, point de départ de la thrombose sinusienne.

Enfin, la moitié supérieure de la lame criblée, nécrosée, a disparu, laissant la partie postérieure à peine soutenue et en voie d'élimination.

Ces perforations, irrégulières, déchiquetées, sont entourées vers la table externe d'une zone dépolie, perforée en certains points d'une multitude de petits pertuis; cette table externe a même totalement disparu entre les perforations droites et médianes. Le toit de l'ethmoïde et le sphénoïde gauche sont également le siège d'ostéite intense.

La table interne a un aspect très particulier; dans la région médiane surtout, elle ressemble à un morceau de bois rongé et perforé par les vers; creusée de cavités petites et déchiquetées, elle est recouverte en d'autres points par une production osseuse irritative dont l'aspect rappelle celui d'une éponge très fine.

Appareil respiratoire. — La *trachée* et les *bronches* sont granuleuses, légèrement congestionnées.

Les deux *poumons* sont recouverts d'un enduit léger traduisant la pleurite récente. Bases congestionnées. On y sent des masses dures à la palpation. A la coupe, ces masses répondent à des infarctus septiques situés surtout dans les languettes pulmonaires. Le plus gros est comme une grosse noisette, les autres comme des pois. Il sont composés d'un contre purulent jaune verdâtre, entouré d'une zone d'hépatisation et de congestion très intense. Il y en a une trentaine environ. Le lobe supérieur gauche est emphysémateux.

Cœur : normal, sauf une légère surcharge graisseuse et un peu de dégénérescence du myocarde.

Rate : volumineuse, 15 × 8 centimètres, d'une épaisseur de 4 centimètres, ferme à la coupe, rosée.

Capsules surrénales : non altérées.

Reins : de taille normale; substance corticale rosée. Décortication facile (néphrite épithéliale récente).

Foie : 22 × 15 centimètres. Antéro-postér.   = 17 centimètres. Sur un fond jaune, quelques marbrures en forme de réseau; en coupe, il a un aspect mat; c'est un foie gras, un peu congestionné.

Appareil digestif. — Normal.

Dans la cavité abdominale, 200 grammes de liquide louche, contenant des flocons de fibrine de consistance gélatineuse du volume total d'un œuf.

Examen bactériologique du pus du sinus longitudinal. — Il a été obtenu en culture :

1° Un bacille du groupe coli.

2° Un staphylocoque blanc.

OBSERVATION XIV

Herbert TILLEY. (*Société de laryngologie de Londres,* 4 mars 1904. In *Revue hebdom. d'oto-rhino-laryngologie.*)

Cure radicale pour une pansinusite.

Le malade, âgé de 58 ans, a été vu pour la première fois le 23 octobre 1901, se plaignant de céphalée frontale gauche, datant de six mois. Les douleurs étaient presque toujours plus violentes dans la matinée. Les deux fosses nasales étaient le siège d'un abondant écoulement purulent d'une odeur « poisseuse », et nécessitait l'usage de cinquante mouchoirs par semaine.

Le malade avait subi antérieurement plusieurs opérations pour des polypes du nez. L'examen de ce dernier a révélé des polypes dans les méats moyens et du pus partout.

Après avoir nettoyé les fosses nasales, on procéda au lavage des deux autres et du sinus frontal droit. Il a été impossible d'avoir accès au sinus frontal gauche, à cause d'un gros éperon qui existait sur ce côté de la cloison.

Finalement, on a acquis la preuve que les cellules ethmoïdales et les cavités sphénoïdales étaient remplies de pus et que le labyrinthe osseux était mince et friable.

Jusqu'à présent, le traitement suivi par le malade depuis deux ans consistait en lavage des antres par les alvéoles; de temps à autre, des polypes étaient extirpés des régions nasales supérieures. Une aggravation dans l'intensité et la fréquence des céphalées, aussi bien qu'un mauvais état général, décidèrent le malade à se faire opérer.

Le 2 juin, on pratiqua l'ouverture des deux sinus frontaux; après résection des parois antérieures, le contenu septique des cavités fut enlevé, et une large communication établie avec le nez par les régions ethmoïdales, qui avaient été en même temps énergiquement curettées. Le curettage de la région ethmoïdale gauche a présenté de grandes difficultés, à cause de la présence d'un gros éperon sur le côté gauche du septum.

Deux faits intéressants ont été signalés au cours du traitement post-opératoire :

1° Dès le jour de l'opération, le lavage des antres n'a plus ramené de pus, ce qui prouve bien que ces derniers n'avaient été que des réservoirs de pus.

2° Le sinus droit guérit rapidement et le gauche en partie, mais il persistait toujours un léger écoulement qui se faisait jour à l'extérieur par l'angle inféro-interne, et une petite quantité de pus était constamment ramenée par le lavage des parties supéro-postérieures du nez.

L'auteur conclut que ce pus provenait de la région ethmoïdo-sphénoïdale et, en septembre 1903, sous anesthésie générale, l'incision interne fut prolongée en avant du sac lacrymal jusqu'au bord sous-orbitaire (incision de Killian). Après avoir rabattu les parties molles, l'apophyse nasale du maxillaire supérieur a été mise à nu et réséquée. Ceci mit à jour la partie antérieure de la masse latérale des cellules ethmoïdales et donna un large accès aux cellules malades qui furent finalement et énergiquement curettées, jusqu'à ce qu'on ait atteint la paroi antérieure du sinus sphénoïdal.

Le malade guérit sans incident et à présent il est indemne de toute trace d'affection nasale. Les céphalées ont complètement disparu, et son état général est beaucoup meilleur qu'il ne l'avait été depuis plusieurs années.

OBSERVATION XV

Dʳ GORIS, de Bruxelles. (*Annales de la Soc. belge de chirurgie,* octobre 1900.)

Un cas de pansinusite unilatérale opéré en une seule séance.

Il s'agit d'une malade atteinte de sinusite suppurée gauche chronique très ancienne, accompagnée d'œdème de la joue et des paupières, avec strabisme externe de l'œil du même côté.

Dans ces conditions, l'auteur croit devoir pratiquer une large intervention. Il fit une incision partant du milieu du sourcil gauche, atteignant la racine du nez, suivant le sillon naso-génien, et circonscrivant l'aile du nez pour fendre la lèvre supérieure sur la ligne médiane. Détachant le lambeau, il mit à nu le maxillaire, dont il sectionna l'apophyse montante. Le maxillaire et la fosse nasale étaient remplis de pus caséifié et d'os nécrosés.

L'auteur enleva alors la masse latérale de l'ethmoïde au ras de la base du crâne, ce qui lui permit d'explorer au doigt et de curetter à fond le sinus sphénoïdal.

Il ouvrit enfin le sinus frontal, rempli de pus et de fongosités, et fit largement communiquer ce sinus avec la fosse nasale.

Quand toutes les cavités furent ainsi déblayées, l'opération se termina par la suture des parties molles.

La malade est parfaitement guérie. Le pus et l'odeur ont disparu, et la vue, ainsi que les mouvements de l'œil, sont intacts.

CONCLUSIONS

I.— Les sinus sont des dépendances des fosses nasales;
nous en avons pour preuves :

1° Leur développement.

2° Leurs rapports de continuité avec ces dernières
cavités.

Mais, en outre, les sinus forment avec les fosses nasales un système de cavités, *qui enveloppent l'orbite
comme d'un manchon anfractueux*, affectant avec les
organes orbitaires des relations intimes :

1° *Par contiguïté*, au moyen de parois osseuses, en
général très minces.

2° *Par continuité*, au moyen *de déhiscences des parois*,
déhiscences qui peuvent être normales ou pathologiques;

3° *Par communauté de territoire vasculaire*, la circulation sinusienne se trouvant enclavée entre les deux territoires crânio-orbitaire et naso-facial, unis par des anastomoses (ophtalmo-faciale de Walter), qui intéressent
les sinus.

Les faits cliniques, sinon les preuves anatomiques,
démontrent l'existence de communications lymphatiques
entre l'orbite et les sinus.

Il est donc logique de donner aux cavités annexes des
fosses nasales le nom de *sinus périorbitaires*.

II. — Les sinus ont entre eux et avec les fosses nasales de tels rapports de contiguïté et de continuité, que l'envahissement de la totalité du système sinusien périorbitaire par un processus infectieux, à début nasal ou monosinusal, peut se faire facilement.

La *pansinusite*, assez souvent observée, passe souvent aussi inaperçue.

III. — Les SYMPTÔMES de la pansinusite sont de deux ordres : *rhinologiques* et *ophtalmologiques*.

A. — Les symptômes rhinologiques se distinguent en :

a) *Symptômes fonctionnels* :

Écoulement de pus dans les narines. Croûtes dans l'arrière-gorge. Cacosmie subjective. Douleurs, surtout céphalées violentes. Névralgies. Troubles otiques. Phénomènes nerveux.

b) *Signes physiques* :

Par la *rhinoscopie* on observe des traînées de pus, des croûtes et des fongosités dans les narines, et souvent des polypes.

Par la *diaphanoscopie*, on constate l'obscurité des sinus frontaux et maxillaires.

B. — Parmi les symptômes ophtalmologiques les plus communs sont :

L'œdème palpébral, le chémosis et l'exophtalmie.

On observe aussi : de la diplopie, du strabisme, de la diminution de l'acuité visuelle, du rétrécissement du champ visuel, de l'amaurose partielle ou totale; et enfin du larmoiement, de la photophobie, du blépharospasme, de la kératite, du myosis ou de la mydriase, de l'asthénopie accommodative.

IV. — Les complications des pansinusites sont :

L'ostéomyélite des os du crâne; la méningite et la méningo-encéphalite; l'abcès du cerveau; la thrombo-phlébite des sinus crâniens; les névralgies du trijumeau; l'érysipèle de la face; des troubles mentaux.

V. — Le diagnostic de la pansinusite périorbitaire est long et difficile. Il se fait par les anamnestiques et par l'observation, au cours d'une série d'examen des signes physiques et des troubles fonctionnels caractéristiques. Les symptômes rhinologiques peuvent être insuffisants; le diagnostic relève alors des complications et surtout des troubles oculaires; l'affection est souvent reconnue par l'ophtalmologiste.

VI. — Le pronostic doit sa gravité à la fréquence des complications, à la difficulté et à la longue durée du traitement.

VII. — Les manifestations orbito-oculaires des pansinusites s'expliquent par la disposition *périorbitaire* des cavités sinusales.

Ces troubles doivent se produire très souvent, sans qu'il soit possible d'en fixer la fréquence, soit qu'ils passent inaperçus, soit que l'observateur les néglige. Nécessité de les noter avec soin.

On peut les classer en :

1° Lésions orbitaires (phlegmon de l'orbite).
2° Lésions des annexes de l'œil (dacryocystites).

3° Lésions du globe oculaire (iritis, névrite optique, papillite).

4° Troubles fonctionnels (larmoiement, asthénopie accommodative (rétrécissement du champ visuel).

VIII. — Il y aurait intérêt à prévenir une affection aussi grave par un TRAITEMENT PRÉVENTIF basé sur la connaissance :

a) Des causes prédisposantes.

b) Des causes occasionnelles.

Le TRAITEMENT CURATIF ne peut être que chirurgical.

En général, il se fait par une série d'interventions; cependant, certains auteurs (Luc, Goris) préconisent la cure radicale de la pansinusite en une seule séance.

La voie d'accès dépend de la forme clinique de l'affection :

1° *Forme descendante* : opération de Killian et de Luc.

2° *Forme ascendante* : méthode de Laurent Jansen et Furet.

3° *Forme ethmoïdale dominante* : orbitotomie interne combinée au besoin avec le drainage vestibulo-orbitaire proposé par M. le professeur Rollet.

BIBLIOGRAPHIE

Braden-Kyle. — Processus pathol. généraux associés ou consécutifs à des infections des sinus. (*Ann. of Otol.*, 1906.)

Brawley. — Les relations entre les sinusites et les affections oculaires. (*Assoc. médic. améric.*, 1906.)

Cozzolino. — Diffusion des sinusites d'un sinus à l'autre. (*Revue hebd. d'oto-rhino-laryng.*, 1907.)

Festal. — Recherches anat. sur les veines de l'orbite, leurs anastomoses avec les veines des régions voisines.(*Thèse de Paris*, juillet 1887.)

Freeman. — Observations sur le diagnostic des sinusites nasales. (*Assoc. amér. de laryngol.*, mai 1903.)

Gleitssmann. — Tuberculose des sinus accessoires du nez. (*Assoc. laryng. améric.*, mai 1907.)

Holmes. — Céphalée et symptômes oculaires, dus à l'inflammation des sinus accessoires du nez. (*Ohio State med. journ.*, février 1906.)

De Lapersonne. — Des complications oculo-orbitaires des sinusites. (*Arch. d'ophtalm.*, 1902.)

— — Thrombo-phlébite orbito-méningée. (*Gazette des Hôpitaux*, mars 1901.)

— Des névrites optiques liées aux sinusites sphénoïdales et aux maladies de l'arrière-cavité des fosses nasales. (*Arch. d'opht.*, 1895.)

Laurens. — La chirurgie des sinus de la face dans ses rapports avec la chirurgie orbitaire. (Congrès international de méd., section de laryngol., août 1900.)

Lermoyez. — Résultats éloignés des opérations faites sur les sinus. (*Soc. de laryng. de la British med. assoc.*, 1902.)

Luc. — Perfectionnement dans le procédé de cure radicale des suppurations chroniques des cavités accessoires du nez. (*Revue hebd. d'oto-rhino-laryng.*, 1903.)

— — Les suppurations de l'oreille moyenne et des cavités accessoires des fosses nasales. (Paris, Baillière, 1900.)

MASLENJKOFF. — L'état des cavités nasales dans les affections des voies lacrymales. (*Ann. d'oculistique*, 1906.)

E. MOREAU. — Manifestations orbito-oculaires des sinusites sphénoïdales. (Thèse de Lyon, 1905.)

MORITZ. — Causes, symptômes et complications des maladies des sinus. (*British med. journ.*, janvier 1905.)

ONODI. — Les trouble visuels et la cécité d'origine nasale après les affections des sinus sphénoïdal et ethmoïdal. (*Zeitschrift für Augenheilkunde*, V., XII, juillet 1904.)
— Les déhiscences des cavités accessoires du nez.

PICQUÉ et TOUBERT. — De la meilleure voie d'accès vers les cavités annexes des fosses nasales pour le traitement de leurs suppurations rebelles et étendues. (*Ann. des mal. de l'oreille, du nez et du larynx*, février 1903.)

POMERAUZEW. — La diphtérie des cavités accessoires du nez. (Congrès des méd. de Moscou, janvier 1902.)

E. ROLLET. — Anatomie des sinus de la face. (*Encyclop. franç. d'ophtal.*, t. I), et sinusites périorbitaires t. VIII.)
— Diverses communications sur les sinusites :
Soc. franç. d'opht., 1902, p. 86.
Soc. de méd. de Lyon, avril 1896.
Lyon Médical, 31 mars 1901.
Congrès des Soc. savantes, avril 1896.
Lyon Médical, 5 septembre 1897.
BOEL. — Thèse de Lyon, juillet 1896.
MICHEL. — Thèse de Lyon, décembre 1895.
RIOLACCI. — Thèse de Lyon, juillet 1897.
DELON. — Thèse de Lyon, juillet 1898.

SIEUR et JACOB. — Les fosses nasales et leurs sinus. (Paris, Rueff, 1901.)

STANCULÉANU et BAUP. — Bactériologie des empyèmes des sinus de la face. (Soc. de Biologie, avril 1900.)

STANCULÉANU. — Rapports anatomiques entre les sinus de la face et l'appareil oculo-orbitaire. (*Arch. d'ophtalm.*, 1902.)

STUCKY. — Symptômes mentaux dus à des maladies des sinus. (*Med. record.*, novembre 1906.)
— Rapports des maladies des yeux avec celles du nez et des sinus. (*The Laryngoscope*, janvier 1907.)

ZUCKERKANDL. — Anatomie des fosses nasales et de leurs annexes.

10830. — Imp. Réunies, Lyon

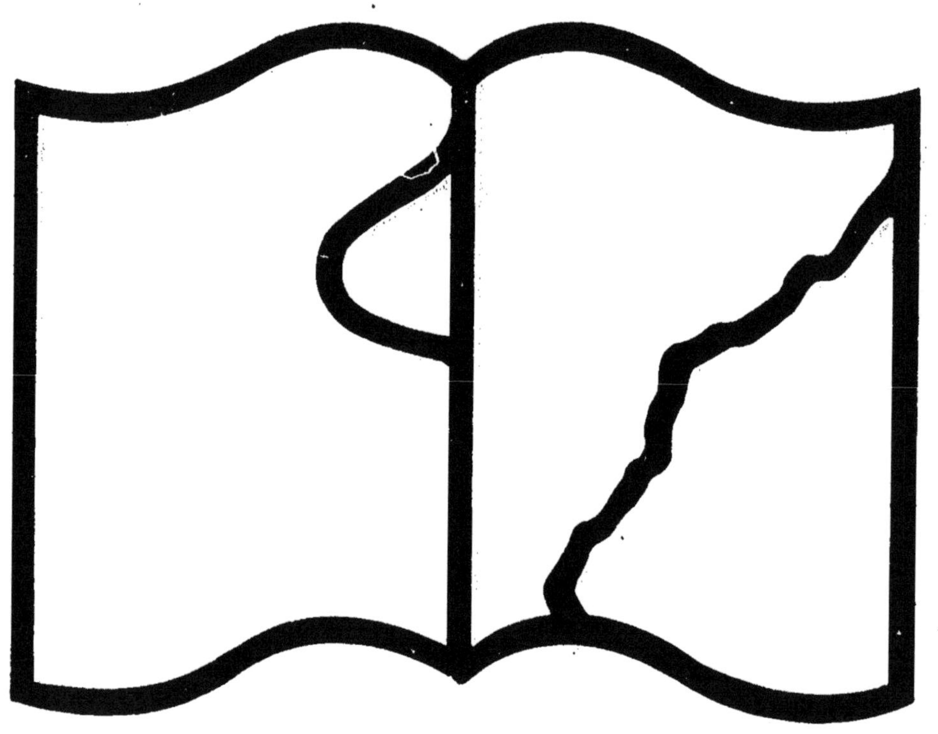

Texte détérioré — reliure défectueuse

NF Z 43-120-11

www.ingramcontent.com/pod-product-compliance
Ingram Content Group UK Ltd.
Pitfield, Milton Keynes, MK11 3LW, UK
UKHW021227140726
13695UKWH00002B/808